近四十年皮肤病中医诊治经验
二十年配方颗粒研究成果

李元文
皮肤科配方颗粒
验方外治方集萃

蔡玲玲　胡博○主编

北京科学技术出版社

图书在版编目（CIP）数据

李元文皮肤科配方颗粒验方外治方集萃／蔡玲玲，胡博主编． — 北京：北京科学技术出版社，2023.12
ISBN 978 – 7 – 5714 – 2670 – 5

Ⅰ.①李… Ⅱ.①蔡… ②胡… Ⅲ.①皮肤病—中成药—颗粒剂—验方—汇编 Ⅳ.①R275.9②R289.57

中国版本图书馆 CIP 数据核字（2022）第 229620 号

策划编辑：侍　伟　吴　丹
责任编辑：吴　丹
文字编辑：李小丽
责任校对：贾　荣
责任印制：李　茗
出　版　人：曾庆宇
出版发行：北京科学技术出版社
社　　　址：北京西直门南大街 16 号
邮政编码：100035
电　　　话：0086 – 10 – 66135495（总编室）　0086 – 10 – 66113227（发行部）
网　　　址：www.bkydw.cn
印　　　刷：三河市国新印装有限公司
开　　　本：710 mm × 1 000 mm　1/16
字　　　数：146 千字
彩　　　插：8 页
印　　　张：10
版　　　次：2023 年 12 月第 1 版
印　　　次：2023 年 12 月第 1 次印刷
ISBN 978 – 7 – 5714 – 2670 – 5

定　价：68.00 元

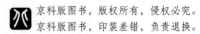

编委会名单

序

　　中药配方颗粒是中药饮片现代化的产物，是中医药适应现代生活的高科技附加值产品。配方颗粒既保留了中药饮片的四气五味和药效药理等基本属性，又能按照中医辨证论治理论进行快速调剂，同时可以随身携带，服用方便，极大地方便了患者的使用。在制备过程中，配方颗粒需经过一系列工序（蒸馏、提纯、制粒等），这样可以最大化保留中药饮片的药效成分。 值得一提的是，天津红日康仁堂药业有限公司的研发人员已成功将中药饮片的全成分转移到中药配方颗粒中，并通过红外指纹图谱和特征指纹图谱技术保证了配方颗粒与中药饮片的药效药理高度一致。另外，在配方颗粒的制备过程中，研发人员还对中药饮片的农药残留、二氧化硫及重金属含量的限制提出了严格的要求。

　　1995 年在英国从事中医教学工作时，我第一次接触到中药配方颗粒在海外的应用，到 2002 年去我国台湾地区进行中医教学时，又了解到中药配方颗粒在台湾地区的应用情况。在近 20 年的临床实践中，我以中药配方颗粒作为临证用药，对其有了进一步的了解和体会，并带领团队做了部分有关中药配方颗粒的临床科研。通过对比中药配方颗粒与中药饮片在自拟消痤汤治疗肺热证痤疮中的临床疗效，我们发现两者疗效相当，无显著性差异。如今临床上大多数患者更倾向于服用中药配方颗粒。中药配方颗粒已经成为中医药治疗手段中十分有效、受欢迎的产品形式之一。

中药配方颗粒不但在中药内治上优势明显，而且在中药外治上更是一枝独秀。它可以完全溶解于含水的不同基质中，从而可以临方调剂制备溶液、洗剂、霜剂、软膏剂、酊剂及散剂等传统制剂，解决临床上中药外用制剂匮乏之问题。经过多年在临床上的实践和科研，我研制出一系列配方颗粒外治方，用以治疗不同证型的皮肤病。其中，香柏波治疗头部脂溢性皮炎的方法被北京电视台《养生堂》及中央电视台《健康之路》所介绍，让众多患者受益。

这本由我的两位博士研究生蔡玲玲和胡博担任主编的专著，系统介绍了我在皮肤病外治和内治方面的经验，尤其强调了如何利用中药配方颗粒研发外用制剂和部分验方的经验。我深感欣慰的是，这本专著即将在北京科学技术出版社出版。我从事中医皮肤科工作已近40年，临床不断，笔耕不辍，临床疗效得到了广大患者的好评。我相信，这本专著的出版将使这些经验得到更广泛的推广和应用，为更多的患者带来福音。但欣喜之余我也有一丝惶恐，因为我也意识到读者在参考和使用这些方法时，可能会遇到疗效上的差异及其他可能的疏漏或不足之处。在此，我诚恳地邀请广大读者对这些问题提出宝贵的建议和意见，让我们共同学习和进步。

2022 年 12 月 22 日

前　言

在中华文明的历史长河中，中医药学犹如一颗璀璨的明珠，虽然历经风雨，却一直闪耀着夺目的光芒。在西方医学传入中国之前，中医药学始终守护着中华大地上人民的生命健康，为中华民族的繁荣昌盛做出了重要贡献。经过一代又一代中医人的继承、发展，中医药伴随着中华民族的历史进程，传承了数千年。中医皮肤科学是中医外科学的优势学科，以内治为基础、外治为特色，经过数千年的积淀，形成了较为完善的内外合治体系。随着时代的变迁，如何更好地传承、发展经典学术思想，丰富中医外治手段，成为每一个中医皮肤科人的责任与追求。近年来，使用中药配方颗粒外治的方法逐渐兴起，以李元文教授为代表的北京中医药大学配方颗粒皮肤病外治联盟推出了系列中药外用制剂，进一步丰富了皮肤外治领域的用药选择，成为行业内的一股清流。

李元文教授是我国知名的中医皮肤病专家，师承已故国家级名老中医、北京中医药大学东直门医院皮肤科创科元老金起凤先生。李元文教授现任北京中医药大学皮肤病研究所所长、中医皮肤科学临床学系主任，北京中医药大学东方医院皮肤性病科学科带头人，享受国务院政府特殊津贴；兼任中华中医药学会皮肤科分会名誉副主任委员、中国中药协会皮肤病药物研究专业委员会主任委员、世界中医药学会联合会皮肤科专业委员会副会长、北京中医药学会皮肤病专业委员会名誉主任委员、原国家食品药品监督管理局新药审评专家、国家自然科学基金网评专家。李元文教授1984年毕业于北京中医学院（现北京中医药大学），一直在北京中医药大学东直门医院及北京中医药大学东方医院皮肤科（现皮肤性病科）工作，曾于北京大学第一医院皮肤科进修，并被公派到伦敦中医学院从事中医教育工作近2年，具有开阔的视野和中西医结合的诊疗思维。他十分重视科研对科室发展的作用，带领皮肤科团队获国家发明专利1项，北京市科学技术进步奖三等奖1项。他完成了国家自然科学基金项目、国家"十一五"科技支撑计划项目、国家中医药管理局课题及北京市科学技术委员会"十病十药"等多项课题，培养了50余名硕士、博士研究生。李元文教授在2006年获得北京市首届群众喜爱的中青年名中医称号，2008年获得博士研究生导师资格，并成为国家中医药管理局优势病种研究的牵头人。为培养更多皮肤科专业的中青年教师，打造更高水平的教师队伍，北京中医药大学"李元文教学名师工作坊"于2019年11月正式成立。李元文教授通过梳理、总结、继承、发展已故皮肤外科名中医金起凤先生治疗慢性皮肤性病的独到经验，编写了《皮肤性病手册》《中医皮肤科临证必备》《中医性学》《实用配方颗粒临床调剂外治学》等30余部著作。

李元文教授既是倡导传承、创新的传统中医人，亦是灵活使用中药配方颗粒的先驱者。在30余年的中医生涯中他积累了丰富的临床经验，他在继承许连霈、李秀敏、金起凤、瞿幸等老一辈中医专家学术经验的基础上，创建了自成一派的学术体系，提出了诸如"表皮五行学说""隐湿理论""结合现代医学认识的病、证、症理论关系"等学术认识，同时拟定了"从毒论治""从络论治""三位一体辨治"等干预方法。他在充分继承老前辈学术思想和临床经验的同时，积极探索传统中医药与现代科技的结合，努力实践着中医药现代化研究。特别是在应用中药配方颗粒内外结合治疗疑难皮肤病方面，李元文教授总结出许多外治经验方。李元文教授不仅在中医内治方面取得了颇高成就，而且在中医外治方面也积极探索，不断尝试，运用中药配方颗粒创制了洗剂、霜剂、软膏剂、酊剂及散剂等多种外治效方。

中药临方调配外治是中医皮肤科的特色疗法。李元文教授在既往调配外用制剂时发现，中药饮片的质量有差异，中药饮片的调剂方法和煎煮方法也常常影响疗效，因此使用中药饮片致用其调配的外用制剂的性质、疗效存在较大差异；使用中药饮片调配外用制剂的工艺烦琐，这很大程度地限制了中药外用制剂的发展。随着中医药治疗领域新技术、新方法的不断涌现，中药配方颗粒成为调配外用制剂的理想选择。中药配方颗粒由传统中药饮片全成分提取而得，是中药现代化的科学产物。李元文教授开拓创新，率先采用中药配方颗粒外用的方法治疗皮肤病。由配方颗粒调配的外用制剂成分稳定、品质可控、安全性高、使用方便，深受广大医患的好评。较传统中药饮片而言，中药配方颗粒治疗皮肤病的优势更为明显，内服的协定方与外用的调配方体现了配方颗粒灵活多变、适应疾病谱变化的特点。李元文教授通过长期的临床实践，不但创制了一系列的内治验方，还总结出 24 首临床实用性很强的外治验方，如二白膏、香柏波、三黄洗剂等。为进一步将配方颗粒外治学系统化、规范化，李元文教授于 2019 年成立北京中医药大学配方颗粒皮肤病外治联盟，并在北京中医药大学东方医院皮肤性病科建设皮肤科调剂外治室，从而更好地探索新剂型、新工艺，丰富中医外治剂型，以满足临床需求。在新型冠状病毒感染疫情期间，针对一线医务工作者出现的皮肤瘙痒、干燥、潮红、浸渍、勒痕、破损等问题，李元文教授拟定了丹花勒痕损伤修复霜的药物组成并完成临方调配，由天津红日康仁堂药业有限公司代工送往抗疫一线，极大地改善了抗疫医护人员的皮肤问题，再一次体现了中药配方颗粒制剂的便捷性与多样性。

本书较为完整地总结了李元文教授的主要学术思想，系统地介绍了其应用中药配方颗粒治疗皮肤病的思路，以及使用中药配方颗粒临方调配外用制剂的制作方法，并且通过优势病种展示中药配方颗粒内外合治的具体应用案例，力求为广大皮肤病医家及皮肤病研究者提供临床治疗新思路、新方法，助力于中医皮肤病学的发展。

笔者们有幸作为李元文教授的弟子，跟随恩师学习多年，在恩师的悉心教导下，点滴积累，记录并总结恩师的效验良方及学术思想。然而笔者们能力及临床经验有限，可能不足以全面展现恩师精湛的医技，但求能够尽吾辈绵薄之力，使广大读者感受到传统中医药与现代科技的一次精彩结合，体会到中医之美。

2022 年 6 月 8 日

目 录

第一章　个人成就与学术思想

第一节　个人成就

李元文，主任医师，教授，博士研究生导师，享受国务院政府特殊津贴专家；北京中医药大学皮肤病研究所所长、中医皮肤科学临床学系主任，北京中医药大学东方医院皮肤性病科学科带头人。1984 年以全年级并列第一的成绩毕业于北京中医学院（现北京中医药大学），进入北京中医药大学东直门医院皮肤科工作；1990 年晋升为主治医师；1991 年开始在北京大学第一医院皮肤科进修；1994—1999 年在北京中医药大学东直门医院工作并晋升为副主任医师，1995 年 6 月—1996 年 12 月被公派至英国伦敦从事中医教学工作，为北京中医药大学早期拓展海外教育做出了一定的贡献；1999 年年底被调入北京中医药大学东方医院任皮肤性病科主任；2002年被公派至我国台湾地区长庚大学讲授中医外科学课程；2003 年晋升为主任医师；2005 年取得教授资格；2008 年被聘为北京中医药大学中医外科学专业博士研究生导师。李元文教授先后培养硕士研究生 40 余名，博士研究生 17 名。为培养更多皮肤科专业的中青年教师，打造更高水平的教师队伍，"李元文教学名师工作坊"于 2019 年 11 月成立。2020 年李元文教授作为学系主任带领学系成员参与北京中医药大学组织的线上教学比赛，获得三等奖。

同时，李元文教授也非常重视科研对科室发展的作用，主持国家自然科学基金项目、国家"十一五"科技支撑计划项目、北京市自然科学基金项目、北京市科学技术委员会"十病十药"项目等多项课题；主编《中医皮肤科临证必备》《中医性学》《新编中西皮肤药物手册》等著作 30 余部，发表学术论文 240 余篇；作为第一发明人获得国家发明专利 1 项——"甘石青黛膏及其制备方法"；获得北京市科学技术进步奖三等奖、北京中医药大学科技进步奖一等奖、中华中医药学会科学技术奖——学术著作奖三等奖等多项奖励。

李元文教授现任中华中医药学会皮肤科分会名誉副主任委员、中国中药协会皮肤病药物研究专业委员会主任委员、世界中医药学会联合会皮肤科专业委员会副会长、北京中医药学会皮肤病专业委员会名誉主任委员、原国家食品药品监督管理局新药审评专家、国家自然科学基金网评专家、北京中医药大学学术委员会委员，并担任《北京中医药大学学报》《中国性科学》等学术期刊的编委。

李元文教授作为学科带头人于第四临床医学院（北京中医药大学东方医院枣庄医院）、第五临床医学院（北京中医药大学深圳医院、龙岗区中医院）成立名中医工作室。近年来他热情服务基层，带领团队参加北京市名中医身边工程，对接卢沟桥社区卫生服务中心。同时组织和参与中华中医药学会皮肤科分会的基层大讲堂讲座，讲座足迹遍及山西、黑龙江、宁夏、江西、内蒙古等。带领科室和党支部成员去雄安、平谷义诊等。曾获得全国预防与控制艾滋病性病先进个人、北京市首届群众喜爱的中青年名中医和北京市卫生系统先进个人等称号。多次受邀在《养生堂》《健康之路》《中华医药》等电视栏目进行健康讲座。

综上，无论是在临床、科研领域，还是在教学领域，李元文教授均取得了突出的成就。

第二节　学术思想

李元文教授通过梳理、总结、继承已故中医皮肤外科名家金起凤先生的经验，提出从血、从毒、从瘀、从湿、从风等论治皮肤病，强调内治、外治结合，对慢性皮肤病的治疗注重扶正祛邪、标本兼治，运用寒热并用、辛开苦降、宣散收敛等治则，形成了独特的诊疗风格与方法。李元文教授勤于临床，具有广阔的视野和中西医结合的诊疗思维，擅长应用中药配方颗粒内治与外治结合治疗疑难性皮肤病，如慢性荨麻疹、脱发、白癜风、银屑病、痤疮、生殖器疱疹，以及因支原体、衣原体感染引起的各类皮肤病、性病等。

李元文教授长期从事中医皮肤病学、性病学的研究，针对难治性皮肤病提出了新理论和新方法，总结出许多外治经验方。他首次提出从肝脾论治慢性荨麻疹，首创使用苍柏湿毒清治疗泌尿生殖系支原体感染，提出从辨病、辨证、辨症与辨体质着手，构建"三位一体"皮肤病辨治模式。同时，李元文教授提出将"寒热并用"贯穿皮肤病治疗始终，综合治疗患者的病与症，以柴胡桂枝干姜汤、乌梅丸、半夏泻心汤、黄连温胆汤为基础拟定处方，用药时不偏倚于寒凉或温补。李元文教授还提出从毒论治皮肤病，在传统"攻毒""解毒"两法的基础上，归纳出"皮肤病祛毒八法"，并将"络病理论"应用于皮肤病的治疗之中，以络脉为切入点，采用通络疗法治疗皮肤病。此外，他所提出的"五行表皮辨证"方法也受到广泛关注。

第二章　中药配方颗粒用药特色与应用心得

第一节　中药配方颗粒用药特色

一、　中药配方颗粒的发展情况

中药配方颗粒是中药饮片发展到一定阶段的产物，是中药现代化的成果。我国的中医药文化具有数千年的历史积淀，其间绝大多数的中药制剂都是汤剂。与中药丸、散、膏、丹等剂型相比，中药汤剂在临床实践过程中更加灵活，可依据患者病情变化情况进行调整，能够最大程度地体现中医辨证论治的特色。同时，它还具有吸收快、起效快、作用时间持久的特点，受到历代医家的推崇。随着时代的变迁，人们的生活方式产生了巨大改变，大量的西药进入我国，它们在功效、便携性、体验感等多方面对传统中药饮片造成了强烈的冲击，越来越多的年轻患者不愿意使用我国传统中药汤剂。

中药配方颗粒之所以能够作为中药饮片的补充形式迅速为大众所接受，很大程度上是因为它解决了传统的中药汤剂煎煮费时费力、携带不便、容易变质等问题。同时，中药饮片的调剂方法和煎煮方法也常常影响疗效，让很多年轻人望而却步。而中药配方颗粒具有携带方便、服用便捷的优势。此外，中药配方颗粒还保留了中药汤剂的众多优点，如吸收快、疗效肯定，有效避免了汤剂需要花费时间煎煮、消耗资源、容易变质的缺点。

早在20世纪70年代末，日本便开始生产汉方颗粒剂，并在20世纪80年代推动了其在医疗事业中的普及工作，成为全球首个将颗粒剂列入国民健康保险基金统筹范围的国家。相关颗粒剂制造企业相继成立，研制出多种中药现代化制剂以代替传统汤剂。在日本，以经方、验方为核心产品的中药颗粒剂生产线已非常成熟，多数汉方药厂都将骨干剂型确定为汉方颗粒剂。日本汉方颗粒剂在解决等量性和等效性问题上有其独特的优势和特点，受到业界的广泛认可。据不完全统计，超过半数的日本医生都将颗粒剂作为临床首选剂型，这也使得日本在浓缩颗粒的开发和研究领域成为行业的领军者。目前，已经开发完成的复方中药浓缩颗粒剂已超过200种，单味中药浓缩颗粒剂200余种，在国际药品市场中享有很高的声誉。韩国在20世纪90年代逐渐开始尝试使用中药浓缩颗粒剂，到90年代中期，中药浓缩颗粒的品目已经发展到300余种，配方颗粒的质量有了公认可靠的评价体系，配方颗粒逐渐纳入健康保险用药范围，覆盖全民医疗。中药配方颗粒在我国的起步时间较晚，20世纪末，我国多家药企开始开展中药配方颗粒研发的试点工作，近20年取得了可喜的成绩。目前中药配方颗粒已经在我国30个省份1 000多家医院使用，部分产品还远销欧美等28个国家，获得了国际上的广泛认可与支持。

二、 中药配方颗粒的优势

相比于传统中药饮片，中药配方颗粒具有许多优点。在满足正常药物品种、品质及功能要求的前提下，其毒性较低、副作用较小、不良反应较少，保障了用药的安全性。此外，应用中药配方颗粒还具有见效快、稳定性好、持久有效的特点。它的服用方法简单，并且由于包装较小，携带、保存、生产和运输等都十分方便。中药配方颗粒所含有效成分含量高、溶解快，因此见效较传统中药饮片快，不需要耗费大量的时间进行煎煮，可以广泛应用于中医急诊。在批量生产过程中，使用全自动化生产设备能够统一提取并大量生产，同时电子化设备能够准确称量，这不仅保证了成分含量，还提高了工作效率，为中药配方颗粒的推广和临床使用提供了便利。

1. 调配时间短

中药配方颗粒自动化调剂时间明显少于传统中药饮片的调剂时间。传统中药饮片大多包装运输至医疗机构后再散装到药斗中，单种药物重量较大，占地面积大，调剂操作比较麻烦，调配时间很长，加上调剂之后再进行核对的时间，平均一张处方的调剂时间为15分钟。目前中药配方颗粒已经开始使用独立的铝箔进行包装，该包装密封性好，体积小，重量轻，占地面积小，便于药剂师调剂。全自动化的调剂平台，需要人工操作的仅剩核对一项工作，和传统中药饮片相比，单张处方的调剂时间缩短了近2/3。这一突破性的改革，减少了药剂师的工作量，缩短了患者等候的时间，更好地满足了患者需求，在一定程度上缓解了医患关系。

2. 成分、剂量准确可控

传统中药饮片在调剂时容易出现剂量控制不准确、人工操作误差较大的问题，但由于流程烦琐、需求量高等，这些问题不能及时被发现并纠正。临床一线可能还会存在同一方药共同熬煮再分装的情况。这些都可能导致每剂汤药的有效成分含量不一致，从而影响疗效。而中药配方颗粒通过电子化设备称量并检验，其精度可达到0.01 g。精确的剂量是中药疗效的重要保证。此外，不同药物批次和产地也会造成饮片有效成分的波动，而中药配方颗粒在成分稳定化后再行颗粒化处理，最大程度保证了药物有效成分的一致性，为中医药科研奠定了良好的基础。

3. 贮存方式简单

中药饮片的保存一直都是实际用药过程中需要解决的主要难题之一。首先，医院及药厂都需要面对库存的问题。不同区域、不同等级的医院，受地域和环境配套因素的影响，贮存成本差异很大，制约着采购品种和体量的多少。其次，由于中药饮片种类丰富，性质大相径庭，每种中药饮片的特点不同，保存方式也不同，若储藏不当，很容易出现虫蛀、变色、走油、霉变等现象。再次，不论是中药饮片，还是饮片代煎液，患者取药时往往会面临药物体积大、重量大、药物贮存困难等诸多问题。中药配方颗粒可有效解决这些问题，它是在复杂、严格的工艺技术下制作而成的药品，药房只需要在储藏时控制好温度及湿度，就可以防止中药配方颗粒出现虫蛀、变色、霉变等；同时，中药配方颗粒包装小、重量轻，极大地方便了患者的保存。

4. 降低调剂误差

中药配方颗粒的调剂已逐渐转变成机械自动化方式。机械自动化让中药配方颗粒的配药更加精细，减少了人工操作的失误和偏差，从而保证了配药的准确性。根据国内文献中的调配数据，药剂师调配传统中药饮片的效率近3%，而失误率近0.5%；中药配方颗粒自动调配系统的效率在3.2%左右，差错率仅为0.01%。可见，中药配方颗粒的机械自动化调配极大地确保了药品调剂的准确性。

5. 方便库存管理

中药饮片的保存管理、盘点清查是医院中非常复杂且细致的工作之一。中药饮片在保存时，经常是分类、散装，分别保存在不同的药斗中，分量重、体积大，自然损耗也异常严重。而且常用中药饮片的种类有数百种，每次盘点清查都会花费大量的人力、物力及时间。中药配方颗粒的出现较好地解决了这个问题，该剂型具有一定的包装规格，体积非常小，能够省去很多的保存空间，且所有调剂环节均有计算机记录，有利于后期的库存管理及盘点，大大减少了相关人员的工作量。

三、中药配方颗粒的应用前景

中药配方颗粒具有广阔的发展前景。在中药配方颗粒的内服方面，可以尝试通过改善药物口感，如加入矫味伴侣、制成果冻样产品、填入胶囊服用等，以进一步丰富配方颗粒的内服方法。在外用方面，中药配方颗粒具有更加广阔的发展前景。许多临床操作可以尝试在局部加强用药，如消化科在进行胃镜、肠镜检查时，妇科在进行宫腔镜检查时，都可以使用中药配方颗粒制剂进行腔内干预。在肛肠科应用时，中药配方颗粒可以通过直肠、结肠给药，也可以采用直接滴注或者制成栓剂的形式加以使用。在皮肤科或外科，可以采用外洗熏蒸、坐浴、沐浴等方式，对中药配方颗粒加以使用。在儿科、肿瘤科，可以采用穴位敷贴、脐贴的形式，对常见疾病进行有效干预。

　　未来，中药配方颗粒甚至可以走出医疗圈，融入我们的生活。它可以是一杯消暑的凉茶，一剂解酒的伴侣，一片"草本"面膜，或许还可以是一个驱蚊香囊，一份食材佐料，从而成为我们生活中不可或缺的一部分。

第二节　中药配方颗粒应用心得

　　中医皮肤科学作为中医外科学的优势学科，以内治为基础、外治为特色，经过数千年的积淀，形成了较为完善的内外合治体系。近年来，中药配方颗粒逐渐被学者们认可，在其内治应用基础上，中药配方颗粒的外治逐渐兴起。以李元文教授为代表的北京中医药大学配方颗粒皮肤病外治联盟推出了系列中药颗粒外用制剂。这些制剂以辨病辨证为本，以皮损辨证为纲，根据疾病不同阶段皮肤特点选用不同剂型，展现了中药外用"廉、捷、验、便"的原始特点，进一步丰富了皮肤病外治领域的制剂方式，成为行业内的一股清流。

一、　内治方面

　　"工欲善其事，必先利其器"。中药配方颗粒的应用在很大程度上推动了中药内治皮肤病的进程，并提高了中药的疗效。皮肤病往往是脏腑病变的表现，故在临床中除了内病内治、外病外治，还注重外病内治，正如《外科正宗》所言："治外较难于治内何者？内之症或不及其外，外之症则必根于其内也。"因此，皮肤病的病因病机较为复杂，临床用药时常需考虑多方面因素，治疗常以寒热并用、攻补兼施、固护脾胃为原则，药量及药味往往较其他疾病更多。饮片煎煮时由于药物过多、药液浓度过饱和，常常出现药物有效成分析出不完全、没有煎煮透的情况。而中药配方颗粒包含中药饮片全成分，根据中药饮片和配方颗粒当量表来计算，很多药物的配方颗粒质量1 g相当于中药饮片10 g，这样可以完全避免这类情况。另外，因皮肤病的疾病部位特殊，医生常在临床中应用青黛、猫爪草、白花蛇舌草、蛇床子等其他疾病不常用的药物，且常加附子、全蝎、蕲蛇等有毒性药物，以及生龙骨、生牡蛎、天花粉等有特殊煎法的药物，如果患者对这些药物的煎服方式不当，会极大地影响药物疗效，延长疾病恢复时间。应用配方颗粒，既可以降低毒副作用风险，又可以减轻煎服不当导致的不良反应，在一定程度上提高了治病疗效。

二、 外治方面

外治法是皮肤病治疗中的特色疗法，内容丰富，手段多样。其中中药外治法在中医治疗中占有非常重要的地位。一方面，对于一般轻浅之症，可以专用外治收功；另一方面，外治法可以在增强局部作用的基础上配合内治法进一步提高疗效。中药外治因其使用简便、价格低廉、安全性高且易于推广的特性，在临床中应用广泛，不仅限于皮肤病，在其他诸多疾病中亦有应用。外治名家吴师机在其著作《理瀹骈文》中指出："外治之理即内治之理，外治之药即内治之药，所异者法耳。"既要根据不同的疾病、证候、症状和体质，采用不同的制剂和配方，又要同内治一样做到辨证论治，临方调配。

1. 皮肤病中药外治的内容与原则

外治主要包括外治药物、外治剂型和外治用法。中药外治的原则是要根据皮肤损害的具体特征来选择适当的药物、剂型和用法。在剂型使用上应当遵循"干对干，湿对湿"的基本原则，即对粗糙、干燥型的皮损采用流动性较差的剂型,如软膏、硬膏;对渗出、糜烂型的皮损采用液态制剂,如溶液、油剂等。

2. 皮肤病中药外治的要点

要根据病情的不同阶段选择用药。如在皮肤炎症急性阶段,若仅有红斑、丘疹、水疱而无明显的渗液、渗出,宜用洗剂、粉剂、乳剂;若有大量渗液或明显红肿,则以外用溶液湿敷最为适宜。在皮肤炎症亚急性阶段,渗液与糜烂相对较少,红肿减轻,有鳞屑和结痂,此时宜选用油剂。而在皮肤炎症慢性阶段,若浸润肥厚、角化过度,此时宜以软膏为主。

注意控制感染。当局部皮损存在感染情况时,应当首先使用清热解毒、抗感染类制剂控制皮损部位的感染及炎症,在此基础上再针对原来的皮损部位选用不同的外用药物。

用药宜先温和、后强烈。外治用药时,宜先使用药性比较温和的药物。尤其是对儿童或女性患者,不宜采用刺激性强、浓度高的药物,以避免皮损受刺激后进一步加重。面部、会阴部等皮肤娇嫩处也应当慎用刺激性强的药物。

用药浓度宜先低后高。应先用低浓度制剂,然后根据病情需要再逐渐提高药物浓度。一般急性皮肤病用药宜温和以安抚,顽固性慢性皮损处于相对稳定的状态时,可根据具体情况,选用刺激性较强和浓度较高的药物。

随时注意药敏反应。一旦出现过敏现象,应立即停药,并给予及时处理。此外,部分中药可以引发药物光敏反应,导致皮肤出现光损害,在临床使用时应加以注意。

3. 尝试配方颗粒临方调配,建立皮肤病外治联盟

皮肤病的治疗灵活多样,而外治是皮肤科的特色和重要治疗手段。长期以来,由于受到中药饮片配制外用制剂时工艺的限制,我们难以灵活、快捷地调配适合患者病情的外用制剂。许多临床收效显著的经验方,因为加工方法烦琐,与患者渐行渐远。中药配方颗粒的出现让我们得到了尝试的灵感，从苍柏湿毒清的内服开始，到二白膏、丹花霜、马齿苋洗剂、辛花酊、紫草油、香柏波等的外用，患者的积极反馈给了我们信心，也让我们认识到中药配方颗粒的临方调配具有广阔的发展前景。我们不再为没有针对病证的有效成分而困扰，不再为没有一款能够适应患者皮肤状态的满意基质而无可奈何，甚至可以将现代医学的精华和传统医学的成果相结合，赋予中药外治新的活力。有幸的是，在多次国内外学术交流的过程中，越来越多的中医同仁认同了北京中医药大学配方颗粒皮肤病外治联盟的理念，积极加入。目前联盟成员单位已有近60家，涉及全国各个省市的三级医院、二级医院及社区医院等多个层级，营造了良好的外治应用氛围。

4. 积极拓展中药外治的多学科应用

近年来，中药配方颗粒的使用早已跳出单纯的内服领域，而在外治领域不断发展，大有作为。中药配方颗粒通过清洗、熏洗、外敷、雾化及保留灌肠等方式，在中药外治法中的应用范围日趋广泛，临床实践过程中可针对不同科室疾病的特点给予不同外治剂型来进行针对性的治疗。洗剂为目前最常见的中药配方颗粒的调配形式，即将中药配方颗粒以水为溶剂制成外用溶液，可用以淋洗、浸泡、灌洗患处，适用于皮肤疾患、腔道疾患、疮疡肿毒、风湿病、类风湿病、骨伤疾病等。有儿科临床研究者以具有清热解毒效果的中药配方颗粒制成洗剂，通过外洗的方法治疗婴儿亚急性湿疹，临床观察发现，中药配方颗粒外用具有用法简便、效果明显、复发率低等特点。耳鼻喉科同仁通过临床观察中药配方颗粒鼻腔灌洗对鼻窦炎围手术期局部治疗的影响，证实其能减轻术腔局部的炎性反应，缩短术腔清洁时间，加速上皮化进程，取效显著，可考虑将其作为含有激素类灌洗液的替代品。在妇科领域，针对滴虫性阴道炎、细菌性阴道炎、真菌性阴道炎及阴道菌群失调者，有研究者采用蛇床子、地肤子、苦参、蝉蜕、川椒等中药配方颗粒，水冲灌洗阴道，同样取得令人满意的疗效。

临床实践证明，中药配方颗粒也适用于传统的熏蒸疗法，即将熏洗方药倒入水中，搅拌至颗粒溶解，利用热蒸汽熏蒸患处，使得中药蒸汽通过患部皮肤的细胞、汗腺、毛囊、黏膜而渗透、吸收、转运。待水温下降后，再用于浸泡或擦洗患处。此法作用直接，疗效确切，无毒副作用，适用于腔道疾患、前列腺疾患、皮肤疾患，以及眼疾、风湿病、类风湿病、骨伤疾病等多种疾病。一项关于实用中药配方颗粒药浴治疗类风湿关节炎疼痛的临床研究结果显示，患者使用中药配方颗粒调配熏洗后，肿胀、僵硬、疼痛症状缓解较快，较口服非甾体抗炎药效果更佳，且作用持久。通过药物的热辐射作用，患部血管扩张，血液循环得到改善。药物经熏蒸作用于机体后，其挥发性成分经皮肤吸收，局部可保持较高的浓度，能长时间发挥作用，对改善血管的通透性和血液循环、加快代谢产物排泄、促进炎性致痛因子吸收、提高机体防御及免疫能力、促进功能恢复，具有积极的作用。亦有研究者采用宣肺通窍配方颗粒蒸汽熏蒸法治疗慢性鼻窦炎，疗效良好。与此同时，中药配方颗粒也可用于现代雾化治疗中。

此外，临床上还可将中药配方颗粒诸药研磨混匀，加适量注射用水调成糊状，外敷患处，外以保鲜膜等覆盖，胶布固定使用；也可以经过混合、加热、浓缩、收膏等工艺制成外用膏方应用。皮肤是人体最大的器官，面积很大，毛孔很多，除具有防御外邪侵袭的作用外，还具有分泌、吸收、渗透、排泄、感觉等多种功能。外敷治疗疾病主要是通过皮肤吸收药物来实现，药物通过皮肤角质层渗透、表层吸收和真皮转运进入血液循环而发挥药理效应，适用于疥癣、溃疡病、创伤等。有研究报道，采用单味吴茱萸配方颗粒贴敷涌泉，可引火下行以治疗虚火上炎导致的口疮；将金银花、白及等配方颗粒用蜂蜜水调匀，敷于面部，可治疗女性黄褐斑等。有研究者对比肿痛消散的超微配方颗粒与传统散剂外敷治疗膝骨关节炎的疗效差异，发现二者的疗效相当，但超微配方颗粒组的止痛起效时间较传统散剂明显缩短。还有研究者采用中药配方颗粒穴位贴敷治疗膝骨关节炎，取得了良好的疗效，这说明中药配方颗粒疗效可靠，应用灵活。亦有报道称，比较白虎加桂枝汤配方颗粒炼膏外敷与止痛消炎软膏外敷治疗手足痛风性关节炎的疗效，是配方颗粒临床应用的一次有意义的尝试。此外，还有学者使用配方颗粒敷脐治疗痛经、先兆流产、小儿湿热型腹泻、肾气不足型小儿遗尿等，均取得较好疗效。

近年来，肠疗及外治等局部治疗方法的应用范围不断扩大。由于人体的解剖结构是相互联系的，临床发现肠疗法除了在肛肠科应用广泛，还在其他疾病中取效明显，尤其是妇科、男科疾患。将灌肠用配方颗粒组方倒入水中，搅拌至颗粒充分溶解，进行清洁或保留灌肠，此方法适用于盆腔炎、结肠炎、前列腺炎、慢性肾功能不全等疾病的患者。相关研究表明，采用大黄配方颗粒保留灌肠治疗急性粘连性肠梗阻，能有效提高疗效，改善患者预后和提高其生活质量。另有研究者对慢性盆腔炎患者口服给予左氧氟沙星和甲硝唑，并分别予中药配方颗粒和中药饮片所制成的红藤汤，均取得了良好的效果，两组总有效率无显著性差异。临床观察中药配方颗粒联合美沙拉嗪灌肠液治疗溃疡性结肠炎的疗效，结果显示，中药配方颗粒联合美沙拉嗪灌肠液治疗溃疡性结肠炎的效果明显优于柳氮磺吡啶对照组。

总之，中药配方颗粒剂作为传统饮片的衍生形式发展至今，已在多个方面取得了显著的成果。在临床实际应用过程中，其应用范围及方式正在逐步扩大和完善。中药配方颗粒的不同剂型可以同时使用，形成互补共存的关系，在方便使用的同时又体现中医辨病辨证用药的精华。但目前对于中药配方颗粒外治法的研究较少，中药配方颗粒在面临机遇的同时仍有一些问题等待解决，如与传统中药饮片相比颗粒剂价格较高、如何有效降低使用量、配方颗粒的毒性和临床安全性相关研究缺失等。今后可以将颗粒剂外治法的研究作为一个良好的切入点，探究如何丰富中药配方颗粒的外用途径，对中药配方颗粒的药理、疗效等进行长期系统的研究，建立统一科学的质量标准，并通过运用现代科技手段和节省人力等途径降低颗粒剂的价格，克服其不足，进一步丰富中药配方颗粒的外用途径，使配方颗粒剂得到更好的发展，惠及社会。

第三章　内治验方

第一节　解毒祛湿类

一、苍柏湿毒清

【组成】炒苍术 10 g、黄柏 10 g、生黄芪 10 g、柴胡 10 g、丹参 15 g、白扁豆 10 g、生薏苡仁 30 g、土茯苓 15 g、苦参 10 g、马齿苋 15 g、马鞭草 10 g、虎杖 10 g、败酱草 15 g、白头翁 10 g、白花蛇舌草 15 g。

【功效】清热除湿，健脾益气，活血解毒。

【临床应用】用于治疗慢性支原体尿道炎、支原体阴道炎、慢性前列腺炎、疣等中医辨证属于气虚湿毒证者。

【用法用量】温水冲服，日 1 剂，分 2 次服。

【方解】方中炒苍术、黄柏为君药，健脾除湿，清热解毒；生黄芪、白扁豆、生薏苡仁为臣药，补益脾气，化湿复运；佐以柴胡、丹参疏肝理气活血；土茯苓、苦参、马齿苋、白头翁、白花蛇舌草清热解毒，燥湿杀虫；马鞭草、虎杖、败酱草清利湿热，化瘀通淋。全方既扶正固本以安内，又祛湿解毒以攘外，补泻并用，内外相合，标本兼顾，共奏清热健脾除湿、解毒杀虫通淋之功效。

【临证加减】临床中常加入猪苓以增利湿行水之功。病程较短、尿道滴白量多、会阴部异味重者，考虑湿毒下注重于脾虚，宜增加方中清热解毒之品用量；病程较长、反复不愈者，考虑脾虚重于湿毒，治疗以健脾益气为主，辅以除湿解毒。若久病成瘀，则活血化瘀之法需贯穿始终。另见尿频、尿急、尿痛重者，加萹蓄、瞿麦、泽兰、泽泻；外阴或阴道瘙痒明显者，加地肤子、全蝎；失眠多梦者，加远志、五味子；腰腿酸软者，加狗脊、怀牛膝；便溏者，加山药、芡实、葛根；小腹坠胀疼痛、会阴不适者，加小茴香、厚朴。

【现代研究】 现代药理研究表明，土茯苓、柴胡所含的皂苷和黄柏所含的小檗碱、黄柏素等均有抗菌消炎作用。另外，实验研究证明小檗碱能够抑制病原体的 RNA、DNA、蛋白质和类脂质的合成，能与支原体的 DNA 形成复合物，干扰其复制，起到抑制病原体增殖的作用。生黄芪所含的黄芪皂苷能显著增加血液中白细胞的总数，提升中性粒细胞、巨噬细胞的吞噬杀菌能力；其所含的黄芪多糖能刺激 NK 细胞的繁殖、诱生干扰素等。虎杖含有黄酮，丹参含有丹参酮，它们不仅能够抑制解脲支原体的生长繁殖，还可以抑制白细胞、氧自由基的释放，降低血前列腺素水平，降低毛细血管的通透性，减轻局部水肿渗出，促进局部创面修复。除此之外，二者还具有镇痛作用。

【注意事项】 必要时应根据药物敏感试验联合应用抗菌药。

【应用举例】

何某，男，35 岁。2019 年 1 月初诊。

主诉： 尿频、尿后淋漓伴尿道口痒痛半年。

现病史： 患者半年前不洁性生活后自觉尿道口痒痛，晨起尿道口被污物黏着，曾于外院查淋球菌（－），后转诊多家医院，查支原体（＋），药物敏感试验提示阿奇霉素、左氧氟沙星、交沙霉素等耐药，克拉霉素敏感。被诊断为非淋菌性尿道炎，给予多种抗生素口服、理疗等治疗后症状一直不缓解，来诊。

刻下症： 尿道口痒痛，时轻时重，晨起尿道口被污物黏着，会阴部不适，伴有心烦郁闷，失眠多梦，口苦，大便黏滞不爽，小便赤涩。

查体：一般情况可，尿道口潮红，有清稀分泌物，阴囊潮湿。舌红、边有齿痕，苔黄腻，脉滑数。

辅助检查：尿道分泌物检查解脲支原体（＋），阿奇霉素、左氧氟沙星耐药，克拉霉素敏感。

西医诊断：非淋菌性尿道炎。

中医诊断：湿热毒淋（脾气亏虚、湿毒下注证）。

治法：清热解毒，利尿通淋，健脾益气。

处方：苍柏湿毒清加减。

炒苍术 10g	黄　柏 10g	生黄芪 10g	败酱草 15g
白扁豆 10g	生薏苡仁 30g	土茯苓 15g	马齿苋 15g
白头翁 30g	马鞭草 10g	虎　杖 10g	白花蛇舌草 15g

14剂，温水冲服，日1剂，分2次服。

配合口服克拉霉素0.5g，每日2次，连服7日。

嘱患者治疗期间禁止性生活，忌食辛辣刺激食品，多走路，少骑自行车，保持心情愉悦。

二诊：服药14剂后，患者述尿道痒痛症状明显减轻，口苦、烦躁稍有好转。仍有晨起尿道口被污物黏着。舌红、边有齿痕，苔薄黄，脉滑数。尿道分泌物检查解脲支原体（－）。考虑患者兼有脾肾两虚、湿邪下注、固摄不利，前方生黄芪加量至20g，加芡实15g、益智仁10g、山药10g，以增强健脾补肾固摄作用。

三诊：服药14剂后，患者诸症皆消，二便调。舌红、边有齿痕，苔薄白，脉滑数。考虑患者久病不愈，耗伤正气，脾肾亏虚，治当健脾利湿，滋阴补肾。给予参苓白术丸6g，每日3次；六味地黄丸9g，每日2次，连服14日。

📌**按语**　本例患者平素脾气亏虚，因不洁性生活感受秽浊之邪，所谓"两虚相得，乃客其形"，湿毒之邪下注膀胱，熏灼尿道，以致尿道痒痛，尿道口被污物黏着；又因久治不愈，脾气更伤，湿毒稽留不去，病情缠绵；湿毒蕴阻，气机不畅，郁而化热，上扰心神，故见心烦郁闷、失眠多梦；湿热上乘则口苦，下迫大肠则大便黏滞不爽；湿热下注膀胱致小便赤涩。舌红、边有齿痕，苔黄腻，脉滑数为脾气亏虚、湿毒下注之征。

本病为常见性病之一，属于中医"淋证"范畴，清代顾靖远所著《顾松园医镜》中有记载："淋者欲尿而不能出，胀急痛甚，不欲尿而点滴淋漓也。"本病多由不洁性生活或间接感受秽浊之邪所致，易缠绵难愈，损伤脾肾。李元文教授认为本病的病因病机在于脾气亏虚、湿毒下注，治疗以清热解毒、利尿通淋、健脾益气为法。自拟方苍柏湿毒清，以清热解毒之苍术、黄柏为主，辅以土茯苓、马齿苋、马鞭草、白头翁，佐加燥湿解毒之白花蛇舌草、败酱草、虎杖，以泻其稽留之毒邪；以健脾之生黄芪、生薏苡仁、白扁豆补后天之本，激发正气以祛邪。全方虚实两顾而无攻补之过。待热毒得清，逐步增加健脾补肾之品，扶助正气以固本祛邪，以达"正气存内，邪不可干"之目的。

二、 活络解毒止痛汤

【组成】柴胡10 g、当归30 g、白芍30 g、徐长卿20 g、全蝎6 g、泽兰10 g、泽泻10 g、生牡蛎30 g、威灵仙15 g、炙甘草10 g。

【功效】活血通络，养血复脉。

【临床应用】用于治疗带状疱疹后遗神经痛等中医辨证属于血虚络病、脉络受阻证者。

【用法用量】温水冲服，日1剂，分2次服。

【方解】方中柴胡、当归、白芍为主药，疏肝理气，柔肝活血；徐长卿、全蝎、威灵仙祛风通络，化瘀止痛；泽兰、泽泻清利湿邪；生牡蛎为血肉有情之品，质重可镇静安神，血肉有情可复脉；炙甘草调和诸药，与白芍相合为芍药甘草汤，缓急止痛。全方共奏疏肝养血、活血通络、修复病脉之功效。

【临证加减】神倦乏力、气短懒言、面容倦怠者，加生黄芪、党参，以健脾益气；大便干燥、小便灼热黄赤者，加生大黄、木通、通草；舌苔黄腻、脘腹胀满不舒者，加砂仁、生薏苡仁、苍术；夜间痛甚、影响睡眠者，加细辛、白芷、秦艽、延胡索。

【现代研究】现代药理研究表明，柴胡中的柴胡皂苷有抗菌消炎作用。当归可抗血栓、抗血小板聚集，改善血液循环。白芍的主要成分白芍总苷具有镇痛、镇静的作用，并且具有一定的抗炎作用。从徐长卿中分离得到的挥发油具有镇痛作用及较强的抗炎和抗病毒作用，并且有保护神经的作用。全蝎的主要成分蝎毒具有镇痛作用。泽兰具有抗血栓、抗凝血、改善血流变的作用。泽泻可抑制炎症反应及抗动脉硬化。生牡蛎具有镇静、镇痛的作用。威灵仙可镇痛消炎。炙甘草可镇痛、抗炎、调节免疫。

【注意事项】本方适用于带状疱疹后遗神经痛、皮疹基本消退的患者。带状疱疹初期患者皮损红肿热痛并可见丘疹、疱疹时，不宜采用此方，以防闭门留寇、毒邪深入、更损血络。

【应用举例】

韩某，男，65岁。2019年10月初诊。

主诉：左侧背部疼痛不适1个月，加重3日。

现病史：患者1个月前剧烈运动后左侧背部出现轻度疼痛不适感，伴有皮疹。曾于外院就诊，被诊断为带状疱疹，予口服抗病毒药及营养神经药（具体药物不详）治疗。服药后皮疹消退，但疼痛未见明显缓解。3日前疼痛加重，于我院急诊就诊，排除心肌梗死可能，遂至我科门诊就诊。

刻下症：左侧背部针刺样疼痛，食少纳呆，口干、口苦，眠差、易醒难入睡，二便调。

查体：左侧背部可见散在色素沉着斑。舌暗红，苔腻，脉滑。

西医诊断：带状疱疹后遗神经痛。

中医诊断：蛇串疮（湿瘀阻络证）。

治法：活血祛湿，通络解毒止痛。

处方：活络解毒止痛汤加减。

柴　胡 10 g	当　归 30 g	白　芍 30 g	生薏苡仁 30 g
苍　术 15 g	徐长卿 20 g	全　蝎 6 g	泽　兰 10 g
泽　泻 10 g	生牡蛎 30 g	威灵仙 15 g	延胡索 10 g
炙甘草 10 g	白花蛇舌草 10 g		

7 剂，温水冲服，日 1 剂，分 2 次服。

二诊： 服药 7 剂后，患者述左侧背部疼痛较前明显缓解，饮食、睡眠较前改善，大便偏稀，酌减解毒祛湿之品，前方减苍术、生薏苡仁、白花蛇舌草、泽泻，加入生黄芪 30 g、川芎 15 g，以益气养血、通经活络。

三诊： 服药 7 剂后，疼痛明显缓解，不影响正常生活，左侧背部色素沉着斑颜色转淡，继服 7 剂巩固疗效，随访 1 个月，患者诉已无明显疼痛不适。

按语 本例患者因剧烈运动，形劳伤脾，脾失健运，蕴湿化热，加之劳倦伤气，腠理不固，感受外来毒邪而发病。湿热与毒邪搏结，蕴于体内，另疾病迁延日久，耗气动血，血行不畅，络脉不通，则见针刺样疼痛剧烈难忍。脾气失运，湿郁于内，则见食少纳呆，水津不布则口干口苦。舌暗红、苔腻、脉滑皆为湿瘀阻络之象。治疗应以活血祛湿、通络解毒止痛为主。方中柴胡、当归、白芍为主药，疏肝理气，柔肝活血；徐长卿、全蝎、威灵仙，祛风通络，化瘀止痛；延胡索配当归，活血行气止痛；生薏苡仁、苍术、泽兰、泽泻清利湿邪；生牡蛎为血肉有情之品，质重可镇静安神，血肉有情可复络；白花蛇舌草利湿解毒；炙甘草调和诸药，与白芍相合为芍药甘草汤，缓急止痛。全方共奏祛湿活血、解毒通络、修复病络之功效。二诊中患者湿热毒邪已清，酌减解毒祛湿之力，增加生黄芪、川芎益气活血，以增强活血通络之力。李元文教授治疗带状疱疹后遗神经痛，重在理气活血解毒，常用药物有柴胡、白芍、郁金、香附、川芎、桃仁、红花、地龙、徐长卿、熟大黄、姜黄、水蛭、土鳖虫、白花蛇舌草、半枝莲、黄连、黄柏等，常在经方、验方的基础上辨证加减。

第二节 抗敏止痒类

一、 加味过敏煎

【组成】柴胡 10 g、乌梅 10 g、防风 10 g、白术 10 g、茯苓 20 g、当归 10 g、赤芍 10 g、徐长卿 15 g、丝瓜络 10 g、鸡血藤 15 g。

【功效】疏肝健脾，养血息风。

【临床应用】用于治疗慢性荨麻疹、慢性皮炎、湿疹等中医辨证属于肝郁脾虚证者。

【用法用量】温水冲服，日 1 剂，分 2 次服。

【方解】方中柴胡、乌梅、防风取自祝谌予教授过敏煎中的药物，有祛风疏肝理脾之效。本方在其基础上加白术、茯苓化湿健脾，体现了慢性病从肝脾论治的思想。加入当归、赤芍、鸡血藤养血活血，徐长卿、丝瓜络通经祛风，体现治风治血的思想。全方共奏疏肝健脾、养血息风之功效。

【临证加减】瘙痒明显者，加苦参、地肤子、白鲜皮；气短乏力、辨证属气虚者加生黄芪、党参、五味子；情志抑郁者，加远志、合欢皮、郁金；皮疹红肿、灼热明显者，加牡丹皮、拳参、淡竹叶；腹胀便溏、纳食减少者，加山药、砂仁；畏寒肢冷、舌体淡暗水滑者，加附子、细辛、麻黄。

【现代研究】柴胡含有柴胡皂苷，具有解热抗炎、提高免疫功能的作用；乌梅含有机酸，具有抗过敏作用。防风具有调节免疫功能的作用。白术与茯苓均能促进胃肠蠕动，具有调节免疫的作用。当归、赤芍、鸡血藤可抗血栓、抗血小板聚集，改善血液循环。徐长卿含有丹皮酚，对Ⅱ型、Ⅲ型及Ⅳ型变态反应均有显著的抑制作用。丝瓜络含木聚糖、甘露聚糖、半乳聚糖等，有明显的镇痛、镇静和抗炎作用。

【注意事项】 对其中中药成分过敏者禁止使用。

【应用举例】

文某，男，35岁。2019年4月初诊。

主诉： 全身起皮疹伴瘙痒2年。

现病史： 患者自诉2年前无明显诱因全身起皮疹，时起时消，自诉每于工作压力较大、心情烦躁时加重，瘙痒剧烈，曾服阿司咪唑、氯苯那敏等药治疗，无效。

刻下症： 全身皮疹，瘙痒剧烈，纳差，眠差，胸胁饱胀感，口不干，二便尚可。

西医诊断： 慢性荨麻疹。

中医诊断： 瘾疹（肝郁脾虚、风邪内伏证）。

治法： 疏肝健脾，搜风止痒。

处方： 加味过敏煎加减。

柴　胡 10 g	乌　梅 10 g	五味子 6 g	白　术 10 g
茯　苓 10 g	防　风 12 g	荆　芥 12 g	丝瓜络 10 g
徐长卿 10 g	冬瓜皮 15 g	白鲜皮 15 g	郁　金 10 g
蝉　蜕 10 g			

10剂，温水冲服，日1剂，分2次服。

二诊： 服药10剂后，患者述皮疹瘙痒减轻，纳可，胸胁饱胀感缓解，查人工划痕试验（＋＋），前方加合欢皮30 g、珍珠母30 g，以加强养心安神的功效。

三诊： 服药7剂后，患者述纳、眠可，胸胁饱胀感消失，查人工划痕试验（＋），药后症状减轻，药证相符，效不更方，上方继服。

按语《素问·阴阳应象大论》指出"怒伤肝"，肝主疏泄、藏血。若肝的功能失常，则运化血液的功能失常，从而引起其他脏器血液濡养不足，导致血虚，血虚则生内风。脾为后天之本，脾气充足则气血生化有

源，精微上输于肺，濡养皮毛腠理使其密固；脾虚则土不生金，腠理不得充实，易于感受外邪，如《外科枢要·论赤白游风十七》云："赤白游风，属脾肺气虚，腠理不密，风热相搏。"肝失疏泄，肝木必克脾土，则脾失运化，故本例一诊时予以加味过敏煎加减，施治后，患者睡眠及胸胁饱胀感均缓解，二诊时加用合欢皮及珍珠母，加强养心安神之功，改善患者睡眠，机体正气充足，则邪不可侵。李元文教授强调心情舒畅可提高治疗慢性荨麻疹的疗效并可改善患者的生活质量。故本例从肝脾论治，方用白术、茯苓、冬瓜皮健脾除湿；白鲜皮清热燥湿；柴胡、防风、荆芥、丝瓜络、徐长卿散风通络止痒，其中荆芥味辛，性微温，有解表宣毒、透疹及和血止血的功效，防风味辛、甘，性微温，为风药中之润剂，能疏风胜湿，二药配合既能祛风除湿、透疹止痒，又能和血宣毒，并且现代药理研究表明二药均有抗过敏、抗组胺释放的作用；乌梅敛阴；郁金疏肝理气。全方寒热共济，有收有散，有补有泄，有升有降，阴阳并调，具有调理肝脾、祛风止痒的功效。

二、 凉血抗敏煎

【组成】生槐花 10 g、赤芍 10 g、牡丹皮 10 g、生石膏 30 g、淡竹叶 10 g、乌梅 10 g、防风 10 g、生甘草 10 g。

【功效】清热，凉血，抗敏。

【临床应用】用于治疗急性过敏性皮炎中医辨证属于血热证者。

【用法用量】温水冲服，日 1 剂，分 2 次服。

【方解】方中生槐花为主药，凉血止血，清热抗敏；辅以赤芍、牡丹皮，清热凉血不留瘀；生石膏味辛、甘，性大寒，清热泻火力强，除烦止渴，使血热从气分而解；佐以淡竹叶清热泻火利尿，使热从小便而解；热盛易生风，以防风祛风止痒，乌梅酸收，有抗过敏作用，二药合用，散中有收，敛中有疏；生甘草清热解毒，调和诸药。全方共奏凉血散瘀、清热化湿、抗敏消斑之功效。

【临证加减】 头面部红肿瘙痒者，加苦参、白鲜皮；光过敏者，加青蒿、滑石；小便黄赤者，加木通、赤小豆；大便干结者，加生大黄。若患者伴有脾胃不和，可酌情配合痛泻要方、半夏泻心汤、四逆散等进行治疗。

【现代研究】 生槐花含有红细胞凝集素，可缩短凝血时间，其所含芦丁能增强毛细血管稳定性，预防出血。赤芍、牡丹皮可抗血栓、抗血小板聚集，改善血液循环。生石膏可降低毛细血管通透性，可抗炎、抗病毒。淡竹叶可抗炎、抗过敏，提高机体免疫力。乌梅含有机酸，具有抗过敏作用。防风具有调节免疫功能的作用。生甘草有保肝作用。

【注意事项】 对其中中药成分过敏者禁止使用。

【应用举例】

孟某，女，54 岁。2019 年 8 月初诊。

主诉： 颈项部及前胸部起皮疹伴瘙痒 4 日。

现病史： 患者于 4 日前日晒后于颈项部、前胸部出现红斑、丘疹，伴瘙痒，自服盐酸非索非那定片后皮肤瘙痒稍减。

刻下症： 颈项部及前胸部红斑、丘疹，剧烈瘙痒，影响睡眠，自汗，身重乏力，纳可，二便调。

查体： 颈项部及前胸部 "V" 字区红斑、丘疹，色鲜红，干燥，无渗出及糜烂，局部皮温较高，四肢及躯干可见散在暗红色斑疹、斑丘疹，无渗出及糜烂，双手、双肘及双足见对称性斑片，色暗红，干燥皲裂。舌淡嫩，苔白腻，脉细数。

西医诊断： 日光性皮炎。

中医诊断： 日晒疮（气阴亏虚、热毒灼肤证）。

治法： 滋阴清热，凉血解毒。

处方： 凉血抗敏煎合生脉饮加减。

青　蒿 30 g	牡丹皮 15 g	生地黄 10 g	紫　草 10 g
拳　参 15 g	女贞子 10 g	墨旱莲 10 g	白花蛇舌草 30 g

五味子 10 g　　麦　冬 20 g　　党　参 15 g　　生槐花 10 g

乌　梅 10 g　　防　风 15 g　　白鲜皮 10 g　　地肤子 10 g

珍珠母 30 g　　蝉　蜕 10 g

7 剂，温水冲服，日 1 剂，分 2 次服。

二诊：服药 7 剂后，患者述瘙痒症状明显缓解，夜间能安静入睡，颈项部及前胸部皮疹变淡，呈淡红色，局部皮温恢复正常，舌红，舌苔稍减，呈薄白腻，脉沉细。前方加地骨皮 10 g、水牛角 10 g，增加清热凉血之力。

三诊：服药 7 剂后，患者述瘙痒症状基本缓解，颈项部及胸前区皮疹大部分消退，遗留淡褐色色素沉着。因瘙痒缓解，前方减紫草、蝉蜕、地肤子，继服 7 剂巩固疗效。

／按语 本例患者为中年女性，素体气阴亏虚，复因感受"光毒"，毒热侵入肌表，灼伤肌肤，故发为皮疹，色红，局部皮温高；素体气阴两虚，故见自汗、乏力、皮疹干燥皲裂、无渗出；热邪蕴于肌肤，热盛生风，故见皮疹瘙痒。舌淡嫩，苔白腻，脉细数亦为热毒侵袭兼有气阴两虚之象。李元文教授认为，本例治疗当标本兼治，以滋阴清热、凉血解毒为法，一诊时予以自拟凉血抗敏煎合生脉饮加减。方中青蒿、牡丹皮、生地黄、紫草、生槐花清热凉血，白花蛇舌草、拳参解毒，女贞子、墨旱莲、五味子、麦冬、党参、乌梅益气养阴，防风、白鲜皮、地肤子、蝉蜕祛风止痒，珍珠母重镇安神。另外，现代药理研究发现青蒿有抗光敏的作用。处方中重用清热凉血的青蒿和解毒力强又可凉血的白花蛇舌草、拳参，同时防风、蝉蜕等祛风药物合酸收之品乌梅、五味子，散中有收，敛中有疏。二诊时，患者皮疹好转，舌红，苔已渐薄，考虑湿邪渐去、热邪犹存，予以地骨皮、水牛角加强清热凉血之功效。三诊时因患者瘙痒缓解，故减紫草、蝉蜕、地肤子凉血祛风止痒之品，继服 7 剂巩固疗效。考虑患者病情发作与日晒有关，嘱患者不可多食光敏食物，如野菜、紫菜等，应严格防晒，以防病情反复。

第三节　安神益肤类

一、清肝益肤汤

【组成】柴胡10g、龙胆草10g、栀子10g、枳壳10g、生地黄10g、当归10g、鸡血藤10g、赤芍15g、牡丹皮15g、全蝎6g、刺蒺藜9g、白鲜皮10g、地肤子10g、郁金10g、香附10g。

【功效】疏肝理气，凉血散风，养血润肤。

【临床应用】用于治疗神经性皮炎中医辨证属肝郁化火者。

【用法用量】温水冲服，日1剂，分2次服。

【方解】柴胡、枳壳、郁金、香附疏肝理气，龙胆草、栀子清肝泻火，生地黄、赤芍、牡丹皮凉血清热，当归、鸡血藤养血活血，全蝎、刺蒺藜、白鲜皮、地肤子搜风止痒。全方共奏清肝解郁、润肤之功效。

【临证加减】失眠多梦加生龙骨30g、生牡蛎30g、灵芝12g。

【现代研究】柴胡的有效成分为柴胡皂苷，具有抗炎作用。地肤子水浸剂可抗过敏，对多种皮肤真菌有不同程度的抑制作用。白鲜皮水浸剂对毛癣菌、黄癣菌、小芽孢癣菌、表皮癣菌、星形奴卡菌等多种致病性真菌有抑制作用，并且可抗炎、解热。龙胆草、生地黄有抗炎、抗过敏作用，对金黄色葡萄球菌及某些常见致病性真菌有不同程度的抑制作用。鸡血藤水提物及酊剂有明显的抗炎、抗病毒作用，并对免疫系统有双向调节功能。牡丹皮水冲剂对多种致病性真菌均有抑制作用。刺蒺藜的生物碱及水溶部分均能抑制金黄色葡萄球菌和大肠埃希菌的生长，还有抗过敏的作用。郁金水冲剂、挥发油对多种细菌和皮肤真菌有抑制作用，也有抗炎止痛的作用。栀子有解热、镇痛、抗菌、抗炎的作用。枳壳有抗过敏的作用。当归、赤芍、香附具有抗炎、抗菌、镇痛、改善微循环的作用。全蝎有镇痛、镇静、抗菌的作用。

二、 加味开心散

【组成】制远志10 g、石菖蒲10 g、合欢皮15 g、郁金10 g、香附10 g。

【功效】解郁安神。

【临床应用】用于治疗久病导致的情志不畅者或夜寐不安中医辨证属痰湿蕴结者。

【用法用量】温水冲服，日1剂，分2次服。

【方解】制远志安神益智、祛痰开窍，石菖蒲化湿和胃、开窍豁痰、醒神益智，合欢皮解郁安神、活血。香附、郁金是经典解郁对药，一擅理气，一擅活血。诸药相合，共奏化痰开窍、养血安神之功效。

【临证加减】失眠严重者加茯神15 g、生龙骨30 g、生牡蛎30 g，有虚证者加人参6 g、西洋参3 g，喉中有浊痰者加天竺黄10 g，苔黄腻者加苍术10 g、黄柏10 g。

【现代研究】制远志有镇静、催眠、抗惊厥、抗氧化、抗衰老等作用，其中的远志皂苷有祛痰、镇咳、降压、增强免疫、降低心肌收缩力、减慢心率、抗菌、抗病毒作用，远志醇有止痛作用。石菖蒲水提液及其中所含的挥发油、细辛醚、β-细辛醚均有镇静、抗惊厥、抗抑郁、改善学习记忆、抗脑损伤、调节胃肠运动、改善血液流变性、抗血栓、抗心肌缺血损伤等作用。合欢皮水冲剂、醇提取物及合欢皮总皂苷有镇静安神、增强免疫的作用。

【应用举例】

王某，女，37岁。2020年8月初诊。

主诉：尿频、尿痛3个月余。

现病史：患者3个月前出现尿频、尿道刺痛、白带增多，至外院就诊考虑"急性淋菌性尿道炎、阴道炎"，予抗生素治疗后，症状反复。

刻下症：尿频，排尿时尿道刺痛，白带增多，口黏，肢体沉重，月经不调，焦虑，纳差，眠差，大便偏稀。

查体：尿道口潮红，有少量白色分泌物，阴道内见较多分泌物，宫颈口潮红、糜烂。舌暗红，苔白腻，脉弦细滑。

辅助检查：尿道口及阴道分泌物镜检可见细胞内双球菌。

西医诊断：慢性淋病。

中医诊断：花柳毒淋（肝郁脾虚、邪毒外侵证）。

治法：行气疏肝，清热解毒，健脾利湿。

处方：加味开心散加减。

黄　柏 10g	苍　术 10g	柴　胡 10g	郁　金 10g
绵萆薢 10g	土茯苓 15g	泽　兰 10g	白花蛇舌草 30g
泽　泻 10g	合欢皮 15g	制远志 15g	石菖蒲 10g
佛　手 10g	香　附 10g	益母草 10g	炒白扁豆 30g
半　夏 9g	白　术 10g	生薏苡仁 30g	

7剂，温水冲服，日1剂，分2次服。

按语 开心散原方出自《备急千金要方》，原方有菖蒲、远志、人参、茯苓4味药，其中茯苓的用量是其他药的2倍。李元文教授认为，方中安眠的远志反佐醒神的石菖蒲，有调神之效，在此基础上加解郁之品，可调节久病患者的不良情绪。情绪影响皮肤病的病情，久治难愈的皮肤病也反过来影响情绪。因此，对于焦虑抑郁和夜寐欠安的患者，可酌情加入远志、石菖蒲、合欢皮。合欢皮和合欢花均为安神药，其中合欢花另有活血消肿之效，也是皮肤科的常用药。失眠严重者，可仿原方加入茯神、茯苓及其他安神药。原方之中尚有一味人参，虚证亦可加入。古之人参与今之人参并非一物，今人常用党参代替，但党参并无安神之效，可联合使用今之人参6g、西洋参3g，使药性近似于古之人参，或根据患者病证之寒热情况，酌定二者之比例。

第四节　理血解毒类

一、 凉血解毒汤

【组成】水牛角 15 g、生槐花 10 g、土茯苓 15 g、赤芍 15 g、牡丹皮 15 g、板蓝根 15 g、牛蒡子 10 g、白花蛇舌草 30 g、拳参 15 g、威灵仙 10 g、苍术 10 g、生薏苡仁 15 g、天冬 10 g、麦冬 10 g。

【功效】清热凉血，解毒化斑。

【临床应用】用于治疗银屑病、玫瑰糠疹等中医辨证属于热入营血证者。

【用法用量】温水冲服，日 1 剂，分 2 次服。

【方解】本方由犀角地黄汤化裁而来。方中水牛角清热凉血解毒，为主药；生槐花、赤芍、牡丹皮凉血不留瘀；板蓝根、牛蒡子解毒利咽；白花蛇舌草、拳参、土茯苓解毒化斑；威灵仙疏通经络；苍术、生薏苡仁健脾化湿；热病伤阴，加天冬、麦冬滋阴润燥，顾护阴液。全方共奏清热凉血、解毒化斑的功效。

【临证加减】咽部红肿者，加金银花、锦灯笼、西青果；皮疹瘙痒明显者，加苦参、白鲜皮、地肤子；皮疹浸润肥厚或有黏腻痂皮、舌苔厚腻、湿热重者，加金钱草、海金沙、蚕沙；皮疹鳞屑较多者，加防风、白蒺藜。

【现代研究】水牛角粉及提取液均有明显的解热、镇静、抗惊厥的作用，其水解物有明显的止血作用。生槐花含有红细胞凝集素，能缩短凝血时间，其所含的芦丁能增加毛细血管稳定性，降低毛细血管的通透性和脆性，从而预防出血。土茯苓、拳参、白花蛇舌草对金黄色葡萄球菌、溶血性链球菌、大肠埃希菌等细菌均有抑制作用。赤芍中的芍药苷有解热、镇静等作用，丹皮酚等多元酚类有改善微循环的作用。牡丹皮具有抑制中枢、改善心血管系统、抗炎、抗菌及增强机体免疫力等作用，其中的丹皮总苷有明显抗炎作用，丹皮酚对Ⅰ～Ⅳ型变态反应均有抑制作用。板蓝根所含的吲哚类化合物有抗菌作用。牛蒡子有解热、利尿等作用，其煎剂对肺炎双球菌有显著的抗菌作用。威灵仙含有原白头翁素，对革兰氏阳性菌、革兰氏阴性菌和真菌都有较强的抑制作用，其煎剂可促进食管蠕动，能松弛肠平滑肌。苍术挥发油有明显的抗副交感神经介质乙酰胆碱引起的肠痉挛的作用，苍术醇有促进肠胃运动的作用，对胃平滑肌也有轻微的收缩作用。生薏苡仁中所含的薏苡仁内酯对小肠有抑制作用。天冬中含有的天门冬素、甾体皂苷、糠醛衍生物等具有抗炎、调节免疫、抗衰老、抗肿瘤等作用。麦冬总皂苷有抗心律失常的作用，并能改善心肌收缩力、改善左心室功能、抗休克。

【应用举例】

刘某，男，52岁。2019年7月初诊。

主诉：周身皮疹伴发热1个月，加重1周。

现病史：患者1个月前感冒后出现周身皮疹，瘙痒伴较多脱屑。曾于某医院被诊断为"过敏性皮炎"，予以激素类外用药膏后病情未见好转。后因皮疹未消且持续高热就诊于另一医院，考虑为"泛发性湿疹"，予以葡萄糖酸钙加地塞米松，静脉滴注后症状缓解不明显，来诊。

刻下症：周身皮疹，皮肤红肿炽热，瘙痒、脱屑明显，双下肢轻度水肿，伴见高热、头晕，烦躁易怒，咽干，口苦，肢体颤动，纳少，寐差，大便干结、3日未行，溲赤。

查体：舌红绛，苔黄腻，脉细数。

辅助检查：患者拒绝抽血检查。

西医诊断：红皮病。

中医诊断：火丹疮（热伤营血证）。

治法：清营凉血，解毒利湿。

处方：凉血解毒汤加减。

水牛角 30 g	牡丹皮 10 g	生地黄 20 g	赤 芍 15 g
徐长卿 15 g	柴 胡 10 g	黄 芩 10 g	连 翘 10 g
拳 参 15 g	威灵仙 10 g	生石膏 30 g	白花蛇舌草 30 g
大 黄 10 g	枳 实 10 g	厚 朴 10 g	白鲜皮 10 g
地丁草 10 g	蒲公英 20 g	茯 苓 15 g	泽 泻 10 g
猪 苓 10 g	生甘草 10 g		

7 剂，温水冲服，日 1 剂，分 2 次服。

二诊：服药 7 剂后，患者述下肢水肿渐退，瘙痒明显缓解，大便通畅，体温波动于 37.5 ℃。前方去连翘、柴胡、大黄。

三诊：服药 14 剂后，身热渐退，下肢水肿全部消退，肤痒偶作，皮疹颜色转淡，可见部分皮肤恢复正常肤色。前方去生石膏、水牛角、蒲公英、猪苓，加玄参 10 g、麦冬 10 g、山药 15 g、生薏苡仁 30 g，继服 28 剂而愈。

按语 红皮病患者多以火毒论治，早期以血热毒盛为主，中期以燥热伤阴为主，恢复期以气阴两伤为主。本案患者病在中期，初步治疗后进入恢复期。病至中期，热毒入营，血燥阴伤，患者可见心烦，口干不欲饮，小便色黄，大便干结或黏腻不爽，舌红绛、少津，苔黄腻，脉细数。病在恢复期，则营血亏耗，气阴两伤，日久邪热渐衰，血受煎熬，终致营血耗伤，气血不足，肌肤失养，患者可见皮损、肿胀消退，伴有头晕、神疲乏力、舌淡红、苔光剥且中有裂纹、脉濡细数等症。在病程的不同阶段，据个人体质差异可有夹痰、夹风、夹瘀等兼证。吴鞠通《温病条辨》云："邪气深伏阴分，混处气血之中，不能纯用养阴，又非壮火，更不得任用苦燥。"因此，初期用清热之法，多宜清透，使热清血宁，避免耗血散血；中期热毒入营，可透热转气，宜缓慢透邪自出，滋阴不忘扶正；恢复期则可适时收补气阴，静候余邪殆尽。

二、 润燥解毒汤

【组成】当归 10 g、鸡血藤 30 g、白芍 15 g、天冬 10 g、麦冬 10 g、玄参 20 g、知母 10 g、白花蛇舌草 30 g、拳参 15 g、土茯苓 30 g、威灵仙 15 g、徐长卿 15 g、防风 10 g、白蒺藜 10 g。

【功效】养血润燥，通络解毒。

【临床应用】用于治疗银屑病、皮肤瘙痒、慢性湿疹等中医辨证属于血虚风燥证者。

【用法用量】温水冲服，日 1 剂，分 2 次服。

【方解】方中当归、鸡血藤为主药，养血活血润燥；配合白芍、天冬、麦冬、玄参、知母等，取增液汤之意，滋阴养血润燥，壮水以制火；白花蛇舌草、拳参清热消斑；土茯苓利湿解毒；威灵仙、徐长卿祛风通络；防风、白蒺藜息风止痒。全方共奏养血润燥、通络解毒、息风止痒之功效。

【临证加减】乏力疲倦者，加生黄芪、党参；失眠多梦者，加合欢皮、酸枣仁、首乌藤；瘙痒剧烈者，加全蝎、苦参；四肢末端逆冷者，加桂枝、葛根；大便稀溏、舌嫩水滑者，加附子、细辛、炙麻黄。

【现代研究】当归中的阿魏酸有明显的抗血栓作用，鸡血藤含儿茶类化合物，有一定的造血功能。土茯苓、拳参、白花蛇舌草对金黄色葡萄球菌、溶血性链球菌、大肠埃希菌等细菌均有抑制作用。白芍水冲液具有镇静、抗抑郁、调节肠胃、调节免疫、抗炎等功能。天冬、麦冬水冲液有增强体液、细胞免疫和抗肿瘤的作用。玄参对多种炎症反应均有抑制作用。知母有抑制血小板凝集、抗炎、抗菌、利尿、祛痰等作用，其浸膏有解热作用。威灵仙含有原白头翁素，对革兰氏阳性菌、革兰氏阴性菌和真菌都有较强的抑制作用，其煎剂可促进食管蠕动，能松弛肠道平滑肌。徐长卿有明显的镇静镇痛、抗菌抗炎作用。防风有解热、抗炎、镇静、镇痛、抗惊厥、抗过敏等作用。白蒺藜中的蒺藜皂苷可通过多种途径改善微循环，有抗血栓形成的作用。

【应用举例】

徐某，男，18 岁。2020 年 10 月初诊。

主诉：全身起皮疹 5 年，加重 2 个月。

现病史：患者于 5 年前因外感起皮疹，迅速发展至全身，于多家医院就诊，被诊断为"银屑病"，予以卡泊三醇软膏、卤米松软膏外用及口服汤药，治疗后皮疹局限于双下肢，反复迁延，每逢劳累后复发、加重。

刻下症：近 2 个月因备考熬夜，皮疹面积扩大，逐渐发展至全身，脱屑明显，纳可，眠差，二便调。

查体：头皮、躯干及四肢伸侧可见钱币至鸡蛋大小红色斑疹，大小不等，局部融合成片，上覆较厚银白色鳞屑，刮之有薄膜现象及点状出血，有束状发，口腔黏膜未累及，指甲无增厚、浑浊等表现。舌淡暗、胖大，苔腻、有裂纹，脉滑数。

家族史：其父有银屑病史。

西医诊断：银屑病。

中医诊断：白疕（血虚风燥、毒蕴肌肤证）。

治法：养血润燥，通络解毒。

处方：

内治方药：润燥解毒汤加减。

当　归 10 g	鸡血藤 30 g	白　芍 15 g	天　冬 10 g
麦　冬 10 g	玄　参 20 g	知　母 10 g	白花蛇舌草 30 g
拳　参 15 g	土茯苓 30 g	威灵仙 15 g	徐长卿 15 g
防　风 10 g	白蒺藜 10 g		

7 剂，温水冲服，日 1 剂，分 2 次服。

外治方药：

香　附 40 g	侧柏叶 40 g	薄　荷 30 g	苦　参 30 g
紫　草 30 g	石榴皮 30 g	马齿苋 20 g	地　榆 30 g

2 剂，兑入 200 ml 洗发水混匀，洗发用，每周 2~3 次。

二诊：服药 7 剂后，患者述乏力倦怠，无新发皮疹，原皮损变薄，颜色变淡，不痒，大便稍稀，舌淡、水滑，苔薄，脉滑。前方加生黄芪 10 g、党参 10 g，健脾补气升阳。

三诊：服药 14 剂后，躯干部皮损明显消退，四肢部皮损颜色变淡，时有汗出，大便稍稀，舌淡、胖大有齿痕，苔薄黄，眠差，睡中易醒、多梦，四末不温。前方加酸枣仁 10 g、首乌藤 10 g、桂枝 10 g，继服 14 剂，定期复诊。

按语 本例患者素体禀赋不足，复因劳累、熬夜，暗耗阴血，营血亏虚，营卫失和，气血运行不畅，阻于肌表，风邪化热，风热久羁，阴血内耗，皮肤失养，加之虚火内生，火毒蕴肤，灼伤肌肤而发病。方选李元文教授经验方润燥解毒汤加减。本方具有养血润燥、通络解毒之功效，适用于银屑病、皮肤瘙痒症、慢性湿疹等中医辨证属于血虚风燥证者。二诊时考虑到患者脾气虚弱，加生黄芪、党参，健脾补气升阳。三诊时考虑到患者皮损明显消退，唯夜寐欠安，则以养血安神、温阳通络为主，加用酸枣仁、首乌藤、桂枝。

李元文教授对安神药的使用颇为考究，通常依据病因遴选，肝郁气滞，选用合欢皮或合欢花；痰扰神明，选用菖蒲、远志；镇静安神，选用生龙骨、生牡蛎；心血瘀阻，选用酸枣仁、五味子；心肾不交，选用黄连、肉桂。李元文教授提出，将中药配方颗粒兑入洗发水外用，起到药物透皮渗透治疗的作用，有促进身体血液循环、软化上皮、清除鳞屑、改善新陈代谢的功效，从而可治疗银屑病。李元文教授依据多年临床经验提出："有一分燥便有一分湿，有一分湿便有一分热。"看似矛盾的两个方面，却常常相伴而生，患者久病，阴阳失衡，往往阴阳同病、寒热同在、虚实夹杂，要注意整体调理，才能体现中医整体治疗的优势。

三、 活血解毒汤

【组成】当归尾 10 g、姜黄 10 g、川芎 15 g、桃仁 10 g、桂枝 10 g、茯

苓20 g、赤芍15 g、生黄芪10 g、拳参15 g、白花蛇舌草30 g、土茯苓30 g、威灵仙15 g、徐长卿15 g、防风10 g。

【功效】活血通络，化瘀消斑。

【临床应用】用于治疗斑块状银屑病、慢性肥厚性湿疹中医辨证属于血瘀络阻证者。

【用法用量】开水冲服，日1剂，分2次服。

【方解】方中当归尾、姜黄为主药，当归尾擅补血活血，姜黄可破血行气，二者合用具有活血化瘀兼理气养血的功效；川芎为血中气药，行血又可理气；辅以桂枝茯苓丸去牡丹皮理气活血，消斑块而不伤正；生黄芪补气以助血行；拳参、白花蛇舌草、土茯苓清热利湿、解毒消斑；威灵仙、徐长卿祛风湿、通经络；防风祛风止痒。全方共奏活血化瘀、祛风通络、解毒消斑之功效。

【临证加减】乏力气短者，加生党参、五味子；月经不调者，加香附、益母草、女贞子、墨旱莲；舌苔厚腻、脘腹胀满者，加苍术、厚朴、砂仁；皮疹瘙痒明显者，加全蝎、白蒺藜。

【现代研究】当归尾含有阿魏酸，有明显的抗血栓作用。川芎中的川芎嗪能抑制血小板凝集，可预防血栓形成。姜黄中的姜黄素及桃仁水提取物能抑制血小板凝集，从而降低血浆及全血黏度，改善血流状态。桂枝所含的桂皮油可扩张血管，改善血液循环。赤芍中的丹皮酚具有抗血小板凝集的作用，能够抗血栓形成，改善微循环。拳参、土茯苓、白花蛇舌草对金黄色葡萄球菌、铜绿假单胞菌、大肠埃希菌等细菌均有抑制作用。威灵仙含有原白头翁素，对革兰氏阳性菌、革兰氏阴性菌和真菌都有较强的抑制作用。威灵仙与徐长卿均有抗炎镇痛的作用。防风有解热、抗炎、镇静、镇痛、抗过敏的作用。

【应用举例】

魏某，女，45岁。2019年12月初诊。

主诉：周身起皮疹伴瘙痒20年。

现病史： 患者素来禀赋不足，过度劳累，熬夜较多。20年前无明显诱因，全身满布皮疹，于当地医院就诊，被诊断为"点滴状银屑病"，予以静脉滴注及外用药物治疗（具体不详）。治疗后皮疹消退，留有色素沉着斑，双下肢遗留皮疹融合变成大片，皮损增厚，冬重夏轻，多次于当地医院及私人诊所就诊，被诊断为"银屑病"，予以卡泊三醇软膏、他克莫司软膏、青鹏软膏、卤米松软膏及多种不明成分的外用药膏，稍有缓解，未系统治疗。

刻下症： 双下肢皮疹伴瘙痒，口干喜饮，无发热恶寒，纳眠可，月经不规律，痛经，色暗有血块，小便可，大便2日未行。

查体： 双胫前可见大片暗红色斑块，呈地图形，质硬如额头，高出皮面，扪之碍手，上覆较厚银白色鳞屑，刮之有薄膜现象及点状出血。舌暗红，苔黄腻，脉弦细。

西医诊断： 斑块型银屑病。

中医诊断： 白疕（血瘀阻络证）。

治法： 活血通络，化瘀消斑。

处方：

内治方药：活血解毒汤加减。

当归尾 10 g	姜 黄 10 g	川 芎 15 g	桃 仁 10 g
桂 枝 10 g	茯 苓 20 g	赤 芍 15 g	生黄芪 10 g
拳 参 15 g	土茯苓 30 g	威灵仙 15 g	白花蛇舌草 30 g
徐长卿 15 g	防 风 10 g	香 附 10 g	益母草 10 g

21剂，开水冲服，日1剂，分2次服。

外治方药：

苦 参 30 g	蛇床子 30 g	黄 柏 30 g	苍 术 30 g
苍耳子 30 g	玄 参 30 g	丹 参 30 g	白鲜皮 30 g
地肤子 30 g	青 黛 10 g	蒲公英 50 g	紫 草 50 g

14剂，每次取0.5剂（1袋），以1 000 ml开水冲化，晾凉后使用6层

纱布或毛巾在皮损处湿敷，每日2次，每次20分钟。亦可每次取2剂（4袋），用开水溶解于100～150 L容器中行浸浴疗法，隔日1次，每次20分钟。

二诊：服药21剂后，患者述月经血块明显减少，色鲜红，未见痛经，无新发皮疹，原皮损变薄，颜色变淡，不痒，舌红，苔黄腻、稍厚，脉弦细。前方去香附、益母草，加苍术10 g、砂仁6 g，健脾化湿。

三诊：服药14剂后，患者自觉食欲增加，纳食增，胫前皮疹明显变薄，原有皮损部分消退，可见正常皮肤，瘙痒明显减轻。效不更方，继服14剂，皮疹大部分消退，继续门诊随诊。

按语 患者素体禀赋不足，劳累、熬夜暗耗，加失治、误治，贻误病机，造成病情迁延日久不愈，在皮毛之风邪入络伤及脏腑。肺主皮毛，皮毛疾久，内舍其合也，合者肺也，邪客郁久化热，肺火乃生，肝阳失潜；水不能上济于心，心火焉可安分守己，肠胃素积热毒，化火乃其必然，火伤阴血，皮肤枯槁变本加厉；火为阳邪，熬血成瘀，瘀在邪难化，互相牵制，恶性循环。"久病入络、久病多瘀"，本例患者皮损呈肥厚暗红色斑块，瘙痒持续不退，为瘀血内阻之象，故治以活血解毒汤，以活血化瘀、祛风通络、解毒消斑，加香附、益母草以理气活血、调经止痛。外用中药药浴使药物透过皮肤、孔窍、腧穴等直接被身体吸收，作用于局部皮肤，发挥疏通经络、调和气血、解毒化瘀、扶正祛邪的作用。

第五节　清热解毒类

一、清热活血利湿汤

【组成】黄柏10 g、泽兰10 g、泽泻10 g、萆薢10 g、土茯苓30 g、水蛭3 g、川芎15 g、冬瓜皮30 g、生黄芪10 g、地肤子25 g、威灵仙15 g、拳参 15 g、白花蛇舌草 30 g。

【功效】活血化瘀，通络利湿。

【临床应用】用于治疗下肢静脉曲张、下肢结节性红斑、色素性紫癜性皮肤病等中医辨证属于络瘀血阻、水湿阻滞证者。

【用法用量】开水冲服，日 1 剂，分 2 次服。

【方解】方中黄柏、泽兰、泽泻为主药，清热除湿，又能活血；萆薢、土茯苓、地肤子、冬瓜皮为辅药，利湿消肿，使邪从小便去；水蛭、川芎活血化瘀通络，血不利则为水，活血药与利水药配伍体现了血水共治的思想；生黄芪益气托毒，驱邪扶正；威灵仙祛风湿，通经络；拳参、白花蛇舌草清热解毒消斑。全方共奏活血通络、清热利湿消癜之功效。

【临证加减】下肢皮疹红肿明显、肤温高者，加金银花、赤芍、牡丹皮；下肢皮肤溃疡者，加天花粉、白及、百合、乌梅；下肢皮疹呈结节、条索样伴疼痛者，加海藻、昆布、夏枯草；紫癜样皮疹较多者，加仙鹤草、白茅根、棕榈炭。

【现代研究】黄柏主要成分为小檗碱，该成分可显著抗炎性增生，并有抗溃疡的作用。泽兰水冲剂能降低血液黏度及纤维蛋白原含量、抑制血小板聚集、抗凝血，预防血栓形成。泽泻主要含四环三萜酮醇类成分，该成分有利尿作用，能增加尿量。萆薢有抗真菌的作用。土茯苓所含的落新妇苷有明显的利尿、镇痛作用。水蛭煎剂有强抗凝血的作用，能改善血液流变学指标，消退动脉粥样硬化斑块。川芎中的川芎嗪能扩张冠状动脉，改善微循环，预防血栓形成。冬瓜皮有利尿的作用。生黄芪水冲液有保护肾脏、消除蛋白尿和利尿的作用。地肤子有利尿、抗过敏、抗真菌、降血糖等作用。威灵仙有镇痛抗炎、降血糖、降血压等作用。拳参提取物对金黄色葡萄球菌、铜绿假单胞菌、大肠埃希菌等均有抑制作用。白花蛇舌草具有抗炎作用。

【应用举例】

刘某，男，64 岁。2019 年 12 月初诊。

主诉：双下肢出现紫红色瘀斑1个月。

现病史：患者于1个月前洗澡时无意中发现双下肢皮肤出现大小不等的紫红色瘀斑，自觉微痒，未予重视，后瘀斑渐增多，未予治疗。

刻下症：双下肢紫红色瘀斑，微痒，眠差，乏力，口干口黏，二便可。

查体：双下肢伸侧皮肤可见散在针尖至米粒大小的红色瘀斑，压之不褪色，表面光滑。舌红，苔黄腻，脉滑数。

西医诊断：色素性紫癜性皮肤病。

中医诊断：紫癜（气虚不固、湿热互结证）。

治法：益气固血，清热利湿，凉血消斑。

处方：清热活血利湿汤加减。

当　归10 g	茵　陈15 g	茯苓皮15 g	冬瓜皮15 g
猪　苓10 g	泽　泻10 g	泽　兰10 g	苍　术10 g
陈　皮10 g	胆南星6 g	清半夏6 g	竹　茹10 g
茯　神10 g	黄　芪20 g	黄　连10 g	牡丹皮10 g
赤　芍10 g	大青叶10 g	苍耳子10 g	枳　壳10 g
金银花15 g	百　合10 g	合欢皮15 g	

7剂，开水冲服，日1剂，分2次服。

二诊：服药7剂后，患者述症状减轻，双下肢大小不等红色瘀斑的颜色变淡，睡眠改善，舌微红，苔微黄腻，脉滑数。前方去胆南星、清半夏，减轻利湿化痰的作用，加白术10 g、薏苡仁30 g、丹参15 g，加强健脾化瘀的功效。

三诊：继服7剂后，原有瘀斑完全消退，未见新的出血点。

按语 本例患者为气虚兼有火热、痰湿之邪，故初诊时，患者口干口黏、舌苔黄腻。由于火热与痰湿蕴结，热毒炽盛扰动营血，则损伤血络，迫血妄行，气虚不能固涩血液于脉中，又痰湿之邪趋下，《素问·太阴阳明论》云："伤于湿者，下先受之。"故瘀斑不对称地发于下肢伸侧。

因此，本例患者的中医病机特点为气虚不固，火热夹湿，动血妄行。初诊时，李元文教授在治疗上以益气清热利湿为急务，佐以凉血散血之品，方中尤其重用了黄芪，服药后，患者双下肢大小不等的红色瘀斑明显消退。二诊处方去胆南星、清半夏，加白术、薏苡仁健脾渗湿、顾护中焦，以防寒凉败伤脾胃，加丹参凉血活血消斑，服药后患者症状减退，未见新的出血点。对本病患者，在对症治疗的同时，应叮嘱其注意适当休息，避免长久站立及持重，如有静脉曲张，则应做相应处理，轻者可打绑腿或用弹力绷带，并且应注意多吃新鲜蔬菜、水果，忌食海鲜，避免食用可疑食物与药物，注意保暖，避免接触有害物质等。另外，医者临证时还应尽量寻找并祛除致病因素，防止患者发生上呼吸道感染。

二、 解毒清渗汤

【组成】黄柏 10 g、萆薢 10 g、土茯苓 30 g、泽兰 10 g、泽泻 10 g、苍术 10 g、生薏苡仁 15 g、冬瓜皮 30 g、地肤子 30 g、赤芍 10 g、牡丹皮 10 g、拳参 15 g、白花蛇舌草 30 g。

【功效】清热除湿，活血解毒。

【临床应用】用于治疗下肢湿疹、下肢血管炎、脓疱疮等中医辨证属于湿热下注、热毒瘀阻证者。

【用法用量】温水冲服，日 1 剂，分 2 次服。

【方解】方中黄柏、萆薢为主药，清热除湿；土茯苓、泽兰、泽泻、苍术、生薏苡仁、冬瓜皮、地肤子为辅药，淡渗利湿，加强主药功效，兼有健脾之功；赤芍、牡丹皮活血散瘀；拳参、白花蛇舌草清热解毒消斑。全方共奏清热除湿、活血解毒之功效。

【临证加减】病程较长、气短懒言者，加生黄芪、党参；皮肤有溃疡、久不收口者，加生黄芪、天花粉、当归、金银花；下肢红斑结节、疼痛明显者，加海藻、昆布、浙贝母；深部脓疱疮者，加黄连、蒲公英；有紫癜、坏死者，加白茅根、仙鹤草、棕榈炭。

【现代研究】 黄柏对金黄色葡萄球菌、大肠埃希菌等有一定的抑制作用，其所含的小檗碱可显著抑制炎性增生。萆薢有抗真菌的作用。土茯苓有明显的利尿、镇痛作用，对金黄色葡萄球菌、溶血性链球菌等有抑制作用。泽兰水冲剂能降低血液黏度与纤维蛋白原含量，可抗凝血、改善微循环、调节血脂代谢。泽泻有利尿、降压、降血糖的作用。苍术煎剂有降血糖的作用。生薏苡仁所含的脂肪油能使血清钙、血糖量下降，并有解热、镇静、镇痛、调节免疫等作用。冬瓜皮有利尿、抗过敏、抗菌、降血糖等作用。地肤子水浸剂对多种皮肤真菌有不同程度的抑制作用，并且有较弱的利尿作用，还能抗过敏、抗菌、降血糖等。赤芍中的芍药苷有解热镇痛、镇静等作用。牡丹皮有镇痛、抗过敏等作用，其中的丹皮酚对多种实验性动物炎症有显著的抑制作用。拳参提取物对金黄色葡萄球菌、铜绿假单胞菌、大肠埃希菌等均有抑制作用。白花蛇舌草在人体内能增强白细胞的吞噬能力，具有抗炎作用。

【应用举例】

李某，女，21岁。2015年12月初诊。

主诉： 全身皮疹反复发作2年，复发半个月，加重5日。

现病史： 患者2年前无明显诱因出现全身红斑、脱屑，伴瘙痒，在外院被诊断为"银屑病"，经治疗后病情好转，之后反复发作。半个月前病情复发，在当地治疗后无好转。5日前，静脉滴注核糖核酸后病情加重，全身密布脓疱，四肢肿胀，伴发热，最高体温为39 ℃，至北京某医院就诊，被诊断为"脓疱型银屑病"，给予静脉滴注清开灵注射液、甲磺酸左氧氟沙星2日，病情未见明显好转。

刻下症： 现面部密布点状红斑，无鳞屑，躯干、四肢密布针头至粟粒大小的小脓疱，部分形成片状脓湖，瘙痒，四肢肿胀、疼痛难忍，恶心呕吐，伴有发热，纳眠可，二便调。无咽痛，无关节疼痛，无胸闷憋气。

查体： 面部密布点状红斑，无鳞屑，躯干、四肢密布针头至粟粒大小的小脓疱，部分形成片状脓湖，瘙痒，伴见渗出。四肢肿胀、疼痛，指甲轻度顶针样改变，背部大量脱屑。舌红绛，苔根部黄腻、前部剥脱，脉弦滑。

西医诊断：脓疱型银屑病。

中医诊断：白疕（湿邪内盛、热毒伤阴证）。

治法：清热解毒，益阴除湿。

处方：

内治方药：解毒清渗汤加减。

水牛角 30 g	生地黄 30 g	赤　芍 10 g	生石膏 30 g
青　蒿 30 g	金银花 10 g	连　翘 10 g	荆　芥 10 g
牡丹皮 15 g	野菊花 20 g	龙　葵 10 g	白花蛇舌草 30 g
天　冬 10 g	天花粉 30 g	重　楼 30 g	蒲公英 30 g

14 剂，温水冲服，日 1 剂，分 2 次服。

外治方药：

| 马齿苋 50 g | 苦　参 30 g | 枯　矾 20 g | 白鲜皮 30 g |
| 黄　柏 30 g | | | |

7 剂，每次取 1 剂用温水冲开，充分搅匀，晾凉后于四肢部位湿敷，每日 2 次，每次 20 分钟。

外用膏剂：青石止痒软膏。

用于背部干燥脱屑较多的部位，每日 2 次。

脓疱较多、偏大不易吸收者，予以疱病清疮治疗。

二诊：服药 14 剂后，患者述恶心呕吐消失，四肢肿胀、疼痛减，仍有瘙痒，体温恢复正常，部分脓疱干燥结痂，新发皮疹减少，前方去龙葵、蒲公英、重楼。外治方药与外用膏剂同前。

三诊：服药 7 剂后患者未见新发皮疹，痂皮基本脱落，偶有瘙痒，后未继续服药。四肢部位停用中药湿敷，改为同背部均外用青石止痒软膏。

✐**按语** 本例治疗时以清热解毒、益阴除湿为法，方用水牛角、生地黄、赤芍、牡丹皮、生石膏清热凉血，金银花、连翘、野菊花、龙葵、白花蛇舌草、重楼、蒲公英清热解毒，青蒿、天冬、天花粉滋阴凉血，适量加入荆芥祛风止痒。服药 14 剂后，患者毒邪已清，故适量减少解毒之品，继用 7 剂以清除余邪。毒邪除尽后，应服用健脾、益阴之药徐徐调之，防止再度复发。

李元文教授认为，对于渗出液较多的皮损，应给予中药湿敷、疱病清疮治疗；对于干燥脱屑为主的皮损，可外用青石止痒软膏，以收湿止痒、敛疮生肌。

第六节　健脾消脂类

一、消痤汤

【组成】枇杷叶 10 g、生侧柏叶 10 g、桑白皮 10 g、地骨皮 10 g、丹参 30 g、苍术 10 g、白术 10 g、茯苓 20 g、陈皮 10 g、半夏 9 g、黄芩 10 g、黄连 6 g、生山楂 20 g、白花蛇舌草 30 g、皂角刺 6 g。

【功效】清解肺胃，健脾化湿。

【临床应用】用于治疗痤疮、毛囊炎、口周皮炎、玫瑰痤疮等中医辨证属于肺胃蕴热证者。

【用法用量】开水冲服，日 1 剂，分 2 次服。

【方解】本方由枇杷清肺饮、二陈汤及黄连解毒汤化裁而来。枇杷叶、生侧柏叶、桑白皮、地骨皮清肺散热，丹参活血凉血，苍术、白术、茯苓、陈皮、半夏健脾燥湿、化痰消脂，黄芩、黄连、白花蛇舌草清热解毒，生山楂消食导滞、消脂健胃，皂角刺疏通毛窍。全方共奏清解肺胃、健脾化湿之功效。

【现代研究】枇杷叶中的提取物主要有挥发油、三萜酸类化合物，它们具有抑菌和抗炎的作用。生侧柏叶的活性成分包含萜类、挥发油类、黄酮类等，具有抗菌、抗炎、抗氧化等作用。桑白皮的主要成分为总黄酮，具有抗炎、抗感染、免疫调节的作用。地骨皮含有多种不同化学结构的生物碱及大量的有机酸，具有抗菌、抗炎、免疫调节等作用。黄连的主要成分是异喹啉类生物碱，具有抗炎、抗菌的作用。黄芩提取物主要为黄芩苷，具有抗炎、抗感染的作用。半夏提取物含有半夏多糖，具有抗炎的作用。陈皮含有多种维生素、挥发油等化学成分，与半夏配伍共同发挥抗炎作用。白术的提取物白术内脂具有抗炎作用。茯苓多糖是茯苓的主要化学成分之一，具有抗炎、抗氧化、调节机体免疫力的作用。生山楂含有多种有机酸，具有健脾消脂的作用，并且其所含的黄酮类成分具有抗炎、抗氧化及调节免疫的作用。环烯醚萜类和三萜类化合物是白花蛇舌草的主要成分，具有抗炎、抗菌的作用。苍术中维生素 A 衍生物的含量较高，可有效改善痤疮。皂角刺含有皂苷、三萜类化合物，具有抗炎、抗菌等作用。

【注意事项】过敏体质或对其中中药成分过敏者禁止使用。

【应用举例】

刘某，女，23 岁。2020 年 5 月初诊。

主诉：面部、胸背部起皮疹 2 年。

现病史：患者喜食辛辣肥甘之品，2 年前无明显诱因面部、胸背部出现皮疹，皮损红肿疼痛，皮肤油腻，经多方治疗，效果不显，遂来就诊。

刻下症：面部、胸部皮诊，口臭，便干、2～3 日 1 行，溲黄，平素月经量、色、质正常。

查体：面部、胸背部可见红色丘疹、脓疱、结节及凹陷性瘢痕，颜面部皮疹分布以前额、面颊、口周为主。舌红，苔黄腻，脉滑数。

西医诊断：痤疮。

中医诊断：粉刺（脾失健运、肺胃蕴热证）。

治法：清解肺胃，健脾化湿。

处方：

内治方药：消痤汤加减。

枇杷叶 10g	生侧柏叶 10g	桑白皮 10g	地骨皮 10g
苍 术 10g	白 术 10g	茯 苓 20g	陈 皮 10g
半 夏 9g	黄 芩 10g	黄 连 6g	生山楂 20g
皂角刺 6g	厚 朴 10g	生薏苡仁 30g	白花蛇舌草 30g
生大黄 6g	丹 参 30g		

14剂，开水冲服，日1剂，分2次服。

外治方药：

| 蒲公英 30g | 紫花地丁 30g | 金银花 20g | 红景天 10g |

7剂，每次取1剂用温水冲开，充分搅匀，晾凉后局部湿敷，每日1次，每次10分钟。

二诊：服药14剂后，患者述面部、胸背部出油较前减少，皮损脓疱明显减少，疼痛较前缓解，口臭减轻，大便通畅，两颌下出现少许炎性结节与囊肿。前方加夏枯草30g、海藻30g、三棱10g、莪术10g。

三诊：服药30剂后，患者述皮疹大部分消退，油脂分泌减少，感腹胀。前方去生大黄，加山药30g、生姜10g，逐渐调理而痊愈。

按语 本例患者为女性，平素嗜食辛辣肥甘之品，致胃肠生湿化热，湿热熏蒸，发于颜面、胸背，灼伤肌肤。"膏粱之变，足生大疔"，湿热蕴肤则皮损色红肿胀，热盛肉腐化脓则见脓疱；湿热蕴于肠胃，故口臭、便秘；湿邪蕴阻肌腠，故见皮肤油腻。舌红、苔黄腻、脉滑数均为湿热内蕴之征。本病病位在肺胃，病性为实证，证属肺胃蕴热。治疗以祛邪为主，清热解毒除湿，使湿热得清、热毒得散，则疹消痛散。消痤汤由枇杷清肺饮、二陈汤及黄连解毒汤化裁而来。枇杷叶、生侧柏叶、桑白皮、地骨皮清肺散热，苍术、白术、茯苓、陈皮、半夏健脾燥湿、化痰消脂，黄芩、黄连、白花蛇舌草清热解毒，生山楂消食导滞消脂，皂角刺疏通毛窍，全方共奏清解肺胃、健脾化湿之功效。本例的处方由消痤汤加厚朴10g、生薏苡仁30g、生大黄6g而成，加强健脾消导之功。湿热之邪日久，阻滞气血，致瘀血形成，湿热瘀血互结，出现囊肿、结节，更致病情缠绵难愈，故二诊时加用夏枯草、海藻、三棱、莪术活血散瘀、软坚散结。病久或用药日久损伤脾胃，故患者腹胀，因此三诊方加入健脾补肾、温中暖胃之品，以顾护正气。

二、 健脾消脂汤

【组成】苍术 10 g、生薏苡仁 15 g、白术 10 g、陈皮 10 g、茯苓 20 g、半夏 9 g、枳壳 10 g、生山楂 20 g、葛根 20 g、泽泻 10 g、荷叶 15 g、枇杷叶 10 g、生侧柏叶 10 g、青蒿 15 g、白花蛇舌草 30 g。

【功效】健脾化湿，消脂清热。

【临床应用】用于治疗脂溢性皮炎、脂溢性脱发等中医辨证属于脾虚湿阻、湿热阻滞证者。

【用法用量】开水冲服，日 1 剂，分 2 次服。

【方解】苍术、生薏苡仁健脾化湿，为主药；白术、茯苓、陈皮、半夏健脾化痰消脂，为辅药；枳壳、葛根升阳化湿；生山楂、泽泻、荷叶消导利湿消脂；枇杷叶、生侧柏叶、青蒿、白花蛇舌草清热解毒。全方共奏健脾化湿、消脂清热解毒之功效。

【现代研究】苍术富含挥发油、苍术酮和苍术素，具有较强的抑菌、抗炎作用。生薏苡仁含有多种活性物质如脂肪酸及其脂类、糖类、甾醇类、生物碱类及三萜类等，具有抗炎、抗菌等作用。陈皮含有多种维生素、挥发油等化学成分，与半夏配伍可共同发挥抗炎作用。白术的提取物白术内酯具有抗炎作用。茯苓多糖是茯苓主要的化学成分之一，具有抗炎、抗氧化、调节机体免疫力的作用。枳壳含黄酮、生物碱等化学成分，其挥发油具有抗炎抗菌的作用。葛根含有大量异黄酮，其中葛根素有较强的抗菌作用。泽泻所含的萜类成分具有抗氧化及抗过敏的作用。生山楂含有多种有机酸，具有健脾消脂的作用，且其所含的黄酮类成分具有抗炎、抗氧化及调节免疫功能的作用。生侧柏叶含有挥发油、黄酮类和鞣质等化学成分，具有抑菌抗炎、扩张血管、去屑防脱和生须发等功效，对金黄色葡萄球菌、表皮葡萄球菌等具有抑制作用。枇杷叶、荷叶中的主要提取物如挥发油、三萜酸类化合物具有抑菌和抗炎的作用。环烯醚萜类和三萜类化合物是白花蛇舌草的主要成分，具有抗炎、抗菌的作用。青蒿含有倍半萜、二萜、黄酮、苯丙酸、香豆素、黄酮和挥发油等多种化学成分，具有抑菌杀虫、抗炎、调节免疫功能等作用。

【注意事项】 过敏体质或对其中中药成分过敏者禁止使用。

【应用举例】

赵某，男，30岁。2020年5月初诊。

主诉： 面部红斑、丘疹伴脱屑3个月。

现病史： 患者3个月前无明显诱因出现面部红斑、丘疹，伴轻微脱屑，瘙痒不明显，自服氯雷他定片6日，效果不明显，未进行其他治疗。

刻下症： 面部红斑、丘疹，轻度瘙痒，纳可，眠欠佳，易醒，偶有腹胀腹痛，小便可，大便1日1次、质黏。

查体： 面颊、鼻沟处有红斑、丘疹，伴轻微脱屑，被覆黄色油腻样痂屑。舌红，苔白腻，脉滑。

西医诊断： 脂溢性皮炎。

中医诊断： 面游风（脾胃湿热证）。

治法： 清热利湿，理气健脾。

处方： 健脾消脂汤加减。

黄　芩10 g	枇杷叶10 g	生侧柏叶10 g	玫瑰花10 g
白茅根30 g	苍　术10 g	生薏苡仁15 g	陈　皮10 g
半　夏9 g	枳　壳10 g	防　风10 g	升　麻10 g
拳　参15 g	白　薇15 g	赤　芍10 g	白花蛇舌草30 g
牡丹皮10 g	合欢花15 g	金银花15 g	生山楂20 g
黄　芪10 g	决明子6 g	山　药15 g	桑白皮15 g
地骨皮15 g	苦　参6 g	白鲜皮15 g	

14剂，开水冲服，日1剂，分2次服。

李元文皮肤科配方颗粒验方外治方集萃

二诊：服药14剂后，患者症状减轻，面部红斑、丘疹面积缩小，色转淡，瘙痒较前好转，渗出不明显，周身皮肤无新发皮损。睡眠较前稍有好转，时有疲劳乏力，大便偏稀，舌红，苔白腻，脉滑。前方去决明子，减金银花为10 g，加黄芪至20 g。

三诊：服药14剂后，患者皮损较前有明显好转，面颊部红斑、丘疹退，其余处的皮损较前暗淡，无新发皮损，鼻沟处仍有较多油脂溢出，嘱患者规律作息，减少油腻辛辣之物的摄入。舌边尖红，苔微腻，脉滑。前方去金银花、苦参，继服14剂。1个月后随访，患者服药后红斑、丘疹消退，未复发，因患者素体脾虚，故嘱其继续服用健脾理气药物治疗，防止复发。

按语 李元文教授认为，脂溢性皮炎的病位在肺、脾、胃，多因患者素体湿热内盛，或平素嗜食肥甘厚味，导致湿热内生，又复感风热之邪，表郁卫固，无法从汗而解，以致湿邪留滞于肌肤，出现油脂分泌增多、脱屑等症状。本例证属脾胃湿热证，患者素体脾虚，脾胃运化失司而化痰生湿，因此，治疗以清热利湿、理气健脾为主，健脾消脂汤清利中有补益，标本兼治。

第七节　活血益气类

一、益气解毒调色汤

【组成】生黄芪10 g、红景天10 g、灵芝10 g、白术10 g、白芍10 g、白芷10 g、僵蚕10 g、白蒺藜10 g、浮萍15 g、黑芝麻10 g、桑椹30 g、当归10 g、白花蛇舌草30 g、拳参15 g、大青叶6 g、炙甘草10 g。

【功效】益气解毒，调和气血。

【临床应用】用于治疗白癜风中医辨证属于毒损皮肤、气血失和证者。

【用法用量】温水冲服，日1剂，分2次服。

【方解】白癜风初起以外感风热毒邪为主，日久者多见毒损皮肤、气血失和。方中生黄芪、红景天、灵芝为主药，益气补肺，兼可抗氧化；白术、白芍、白芷、白蒺藜、僵蚕健脾养血息风，以白治白，使药性直达病所；浮萍、黑芝麻、桑椹补肝肾、祛风邪，兼可调整体内色素失衡；白花蛇舌草、拳参、大青叶清热解毒，减少机体内外毒邪对人体色素细胞的影响；当归、炙甘草养血活血、调和气血。全方黑白药物并用，以白为主，共奏益气解毒、调和气血之功效。

【临证加减】白癜风早期以实证为主、心烦气急、舌边尖红者，加生槐花、赤芍、牡丹皮；白癜风日久、皮损固定者，加红花、桃仁；腰膝酸软者，加牛膝、狗脊；失眠多梦者，加远志、夜交藤。

【现代研究】黑芝麻水提物可以促进 B_{16} 细胞中黑色素的生成，其生成量和酪氨酸酶的活性呈正相关，在分子生物学水平上，黑芝麻水提物处理48小时后，小眼畸形相关转录因子（MITF）和酪氨酸酶的基因和蛋白表达量显著提高。白芍对酶的激活率与阳性对照8-甲氧补骨脂素（8-MOP）无统计学差异，黑色素生成量的提高与酪氨酸酶激活相关。白芷可诱导黑素细胞黏附和迁移。黄芪的有效化合物苷类和多糖类具有抗病毒、抗炎、改善循环的功效。灵芝、白术、红景天、浮萍、当归均具有调节免疫、抗衰老、改善血液循环的功能。白蒺藜、僵蚕能起到抗凝、抗血栓、抗肿瘤、镇静、降脂的作用。现代药理学证实，拳参、桑椹、大青叶、白花蛇舌草4味药具有良好的抗炎、抑菌功效，同时在调节免疫方面亦有一定作用。炙甘草可抗炎、调节免疫。

【应用举例】

张某，女，36岁。2019年9月初诊。

主诉：腹部白斑2个月余。

现病史：患者于2个月前腹部出现一块硬币大小的白斑，无痛痒，未予以重视，至今仍未消退，遂来就诊。

刻下症： 患者自述工作压力大，时常熬夜，头晕乏力，伴月经量少、色淡，二便尚调。

查体： 腹部有一块硬币大小的白斑，圆形，边界清晰。舌淡红，苔薄白，脉细滑。

西医诊断： 白癜风。

中医诊断： 白驳风（气血亏虚、风邪袭表证）。

治法： 益气解毒，调和气血。

处方：

内治方药：益气解毒调色汤。

生黄芪 10 g	红景天 10 g	灵 芝 10 g	白 术 10 g
白 芍 10 g	白 芷 10 g	僵 蚕 10 g	白蒺藜 10 g
浮 萍 15 g	黑芝麻 10 g	桑 椹 30 g	当 归 10 g
拳 参 15 g	大青叶 6 g	炙甘草 10 g	白花蛇舌草 30 g

28 剂，温水冲服，日 1 剂，分 2 次服。

外治方药：

补骨脂 30 g	威灵仙 15 g	细 辛 3 g

将以上药物加入 100 ml 75% 酒精中，涂抹患处。

二诊： 服药 28 剂后，腹部白斑颜色略见加深。患者因加班导致失眠，前方加远志 10 g，以安神助眠。

三诊： 服药 28 剂后，白斑中央有淡褐色色素岛出现。前方加女贞子 10 g、墨旱莲 10 g，滋补肝肾，继服 28 剂巩固疗效。随访 3 个月，患者诉未复发。

◢按语 本例患者时常熬夜，气血亏虚，机体免疫功能失调，易受外邪影响，其发病的病机关键在于气血失和、风邪之毒外袭。李元文教授治以益气解毒、调和气血，方用自拟益气解毒调色汤。方中生黄芪、红景天、灵芝为主药，健脾益气，补肺固表，兼可抗氧化；白术、白芍、白芷、白蒺藜、僵蚕健脾养血息风，以白治白，使药性直达病所；浮萍、黑芝麻、桑椹补益肝肾，疏风散邪，兼可调补色素，使黑白共用，调整体内色素失衡；白花蛇舌草、拳参、大青叶清热解毒，并且现代药理研究显示，3味药均可抑制细胞免疫、减轻免疫炎症反应、减少体内外毒邪对人体色素细胞的影响；白芍、当归、炙甘草养血活血，调和气血。全方共奏益气解毒、调和气血之功效。患者初诊服药后气血调和，白斑颜色逐渐加深，余症有所改善。二诊时因患者自述夜寐欠安，故加远志助眠安神。三诊时疗效显著，白斑中已出现色素岛，遂加女贞子、墨旱莲，取二至丸之方义，滋补肝肾，起到双向调节机体免疫功能的作用，同时以黑补黑，促进色素恢复，巩固疗效。

二、 活血五花汤

【组成】月季花 10 g、玫瑰花 10 g、凌霄花 10 g、葛根花 10 g、旋覆花 10 g。

【功效】疏肝解郁，活血消斑。

【临床应用】用于治疗黄褐斑中医辨证属于肝郁气滞血瘀证者。

【用法用量】开水冲服，日 1 剂，分 2 次服。

【方解】花朵药物载药上行，可使药效直达头面部。方中月季花为主药，疏肝理气，活血化瘀消斑；玫瑰花味甘、微苦，性微温，入肝、脾经，能和血行血，调和冲任，疏肝气，解郁结，避秽和脾，为气血同治之药；凌霄花活血化瘀；葛根花祛风活血；旋覆花升降气机。全方共奏疏肝解郁、活血化瘀消斑之功效。葛根花较少见，使用时可用葛根或升麻代替。

【临证加减】兼食纳不香、体倦乏力、面色萎黄、舌淡苔白者，加黄芪、白术、茯苓、陈皮、半夏、白扁豆；兼腰膝酸软、月经不调者，加女贞子、墨旱莲、枸杞子、淫羊藿、仙茅；失眠多梦、心烦气急、上热下寒者，加黄连、肉桂以交通心肾。

【现代研究】月季花含有酚酸、黄酮及挥发油，具有抗菌、增强机体免疫力等作用。玫瑰花富含强力抗氧化剂 β – 胡萝卜素，有助于身体免受氧自由基的损害，并且能降低肝肾组织中脂质过氧化物含量，从而起到延缓衰老的作用。凌霄花主要含有三萜类、黄酮类、苯丙醇苷类、环烯醚萜苷类、挥发油等成分，有改善血液循环、舒张动脉、抑制血栓形成、抗氧化、抗炎等作用。葛根花有保湿、抗炎的作用。旋覆花中的倍半萜类化合物具有明确的体外抗炎作用。

【注意事项】过敏体质或对其中中药成分过敏者禁止使用。

【应用举例】

张某，女，37 岁。2020 年 2 月初诊。

主诉：发现颜面部深褐色斑片 2 年余。

现病史：患者于 2 年前颜面部开始出现深褐色斑片，近半年来色斑颜色加深、范围扩展，平素情志抑郁。

刻下症：双侧面颊部晦暗不荣，失眠多梦，月经量少、色暗、有血块，行经腹痛，伴乳房胀痛，纳差，便溏。

查体：双侧面颊散在分布深褐色斑片，面部偶见烘热。舌暗淡，舌尖有瘀斑，舌下络脉曲张，脉弦细。

西医诊断：黄褐斑。

中医诊断：黧黑斑（肝郁脾虚、气滞血瘀证）。

治法：活血化瘀，疏肝健脾。

处方：

内治方药：活血五花汤加减。

月季花10 g	玫瑰花10 g	凌霄花10 g	柴　胡10 g
黄　芩6 g	生地黄20 g	杏　仁10 g	白　术10 g
茯　苓30 g	芍　药10 g	甘　草10 g	

14 剂，开水冲服，日 1 剂，分 2 次服。

外治方药：

炙麻黄10 g	附　子10 g	细　辛6 g	桂　枝10 g

当　归 15 g　　丹　参 15 g　　白　芍 15 g

7剂，每日1次，每次1剂，开水冲化，待温后泡足20分钟，至全身汗微出即可。

二诊： 服药14剂后，患者述面部斑片未见新发、颜色未见加深，便溏及睡眠等有所改善，舌暗，脉弦细。服药7剂时行经，伴乳房胀痛。前方加郁金10 g、延胡索10 g，以加强疏肝理气的作用。

三诊： 患者述月经来潮时痛经等症状有所改善，患者左侧面颊斑片颜色明显淡化。前方加桑白皮10 g，以引经上行、清热美白。服药21剂巩固疗效，随访1个月患者诉未复发。

按语 本例患者平素情志不畅，肝失疏泄，生化不足，气血运行不畅，血行迟缓，日久则气滞血瘀，气血不能上荣于面，颜面失于荣养而致色斑。《金匮要略》云："见肝之病，知肝传脾。"肝失条达，肝木克脾土，脾失健运，脾为后天之本，脾气虚弱，运化无力，则气血生化无源，故患者常伴纳差、便溏等症状。气血瘀滞，血行不畅，故乳房胀痛，失眠多梦，行经腹痛，月经量少、色暗、有血块。加之患者平素工作劳累，睡眠不佳而致精血耗伤，气血亏虚，肌肤颜面失养。《诸病源候论》云："面黑皯者，或脏腑有痰饮，或皮肤受风邪，皆令血气不调，致生黑皯。"李元文教授以活血祛瘀为急务，辅以疏肝健脾、养血祛斑之品，选择活血五花汤加减，方中月季花、玫瑰花、凌霄花皆有活血消斑之效，月季花侧重疏肝理气，玫瑰花侧重活血和胃，凌霄花重在凉血活血；柴胡、黄芩疏肝清热；黄芩、杏仁清宣肺气而解郁热，除其烘热；白术、茯苓健脾益气，培补脾土，实其大便；芍药、生地黄滋阴养血，润燥行气，使其攻瘀不伤正气，祛邪不留瘀滞；甘草益气和中，调和诸药。服药后患者斑片颜色得以控制，便溏及睡眠问题有所改善。二诊时患者自述行经乳房胀痛，加郁金、延胡索疏肝解郁，促进气血通畅，进一步改善患者症状。三诊时患者左侧面颊斑片淡化不明显，依据李元文教授引经用药经验，加桑白皮以清金肃肺，达到美白的效果。李元文教授认为，久病色斑皆因瘀阻入络，故外用麻黄附子细辛汤泡足以辛温通络，振奋脾气，助气血运行通畅。

日常门诊及住院患者同样可以采用内服中药结合外治疗法的方法进行治疗，如中药药浴、中药面膜、穴位及皮肤按摩等疗法可帮助加速面部的血液循环，促进皮肤对药物的吸收，从而达到治疗和美容的效果。

第四章 外治效方

第一节 散 剂

一、解毒三七散

【组成】全蝎6 g、三七10 g、细辛3 g。

【功效】活血通络，止痛生肌。

【临床应用】用于治疗带状疱疹中后期，以及结节性红斑、慢性溃疡等中医辨证属于气滞血瘀、气虚络瘀者。

【调剂方法】将诸药混合研磨成微粉，过120目筛，装器皿备用，器皿内可放入食用干燥剂，以保证其干燥。

【用法用量】对疮面消毒后，取适量药粉扑撒于疮面上，每日2次。无须覆盖辅料，保持疮面通风、干燥。

【方解】方中全蝎味辛，有毒，能以毒攻毒，解毒而散结消肿，治疗诸疮肿毒；三七活血消肿止痛，为伤科之要药，可治无名痈肿溃烂；细辛止痛力强。诸药合用，共奏活血止痛生肌之功效。

【临证加减】皮肤破溃加白芷、白及、金银花等，局部感寒凉、喜温热者可予川乌、草乌、肉桂等调和外用。

【现代研究】蝎身及蝎尾制剂对动物躯体痛及内脏痛有明显的镇痛作用。三七具有抗血小板凝聚、抗血栓的作用，三七中的三七总皂苷有类似人参抗衰老、抗氧化、调节免疫的作用。细辛挥发油具有镇痛、抗炎、表面麻醉及浸润麻醉的作用，且对革兰氏阳性菌、枯草杆菌、伤寒杆菌及多种真菌有一定的抑制作用。

【注意事项】 全蝎属异体蛋白，可能导致过敏，用前需先试敏，用药期间如局部出现红斑、风团、灼热、瘙痒等应立即停药就医。

【应用举例1】

张某，男，65岁。2020年5月初诊。

主诉： 左下肢反复破溃10余年，复发并加重4个月余。

现病史： 患者自诉双下肢静脉曲张病史10余年，多次因小腿皮肤破溃伴疼痛于当地医院就医，被诊断为"下肢慢性溃疡"。近3年，患者左下肢溃疡频繁发作，常口服迈之灵片、外用抗生素软膏控制病情，但溃疡反复发作。4个多月前，患者无明显诱因出现左小腿内侧红肿瘙痒，皮肤被抓破后局部出现渗液、溃烂，自行外用碘伏溶液消毒并外用复方多粘菌素B软膏，症状未见明显减轻，遂来就诊。

刻下症： 左小腿皮肤溃疡伴疼痛，痛如针刺，夜间痛甚，口干不欲饮，纳可，眠差，大便秘结，小便黄。

查体： 左小腿内侧下1/3处可见2 cm×3 cm大小的溃疡面，附有黄色脓液，溃疡周围肌肤甲错，色素沉着。舌暗，苔黄腻，脉弦涩。

西医诊断： 下肢慢性溃疡。

中医诊断： 臁疮（湿热瘀结证）。

治法： 活血化瘀，清热利湿。

处方：

内治方药：活血除湿方加减。

桑 枝 10 g	桃 仁 10 g	红 花 10 g	川 芎 15 g
地 龙 10 g	鸡血藤 30 g	全 蝎 10 g	冬瓜皮 30 g
徐长卿 15 g	黄 芪 15 g	泽 泻 15 g	白花蛇舌草 30 g

7剂，温水冲服，日1剂，分2次服。

外用膏剂：解毒生肌膏。

常规消毒后，取适量膏剂箍围在溃疡周围，特别是疮缘处，每日2次。

外用散剂：解毒三七散。

对疮面消毒后，取适量药粉扑撒于疮面上，每日2次。勿覆盖，配合氦氖激光照射疗法治疗。

二诊：服药7剂后，患者述左小腿疼痛减轻，疮面脓液减少，肉芽新鲜，疮缘平整，口干减轻，大便秘结好转。考虑患者热毒减退，前方白花蛇舌草减为15 g。外用药物同前。

三诊：服药14剂后，患者可安然入睡，溃疡面积较入院时明显缩小，疮面分泌物减少，伴轻微疼痛，不影响步行。患者后续停用内服中药，继续外用解毒生肌膏与解毒三七散。1个月后随访，患者述仅存少量残余疮面。

按语 臁疮为中医外科常见病，多由下肢血供障碍所致。本例患者病程较长，病情反复，属邪毒阻滞下肢经络，致气血不通之证。观其舌、脉，虚实夹杂，以实证为主。湿热瘀阻为实，气血阴阳亏耗为虚，故在治疗上以补虚泻实为法。活血除湿方（黄柏10 g、泽兰10 g、泽泻10 g、草薢10 g、土茯苓30 g、水蛭3 g、冬瓜皮30 g、地肤子25 g、威灵仙15 g、拳参15 g、白花蛇舌草30 g、鸡血藤15 g）为李元文教授经验方，此方活血不伤血，清热利湿，祛瘀生新，加入桃仁、红花、川芎、徐长卿活血化瘀、通络祛邪，虫类药物地龙、全蝎荡涤经络之邪毒，黄芪防祛邪之药力峻猛而伤正气，桑枝通达四肢，引药直达病所。在外用药物的选择上，李元文教授认为，臁疮的治疗要点在于活血化瘀，故外用温通、辛散之药，如解毒三七散中的三七、全蝎活血通络之力强，细辛温散，可温阳通络。外用散剂可单独使用，也可联合其他治疗方法，如可联合针灸、氦氖激光照射疗法、神灯照疗法及刺络放血等，这些疗法可促进局部血液循环，加速药物吸收和疮面愈合。本例使用解毒生肌膏外用治疗，能够去腐肉、促新生，而散剂能够有效减少疮面分泌物的产生，二者合用可有效促进疮面愈合，事半功倍。

【应用举例2】

蔡某，女，72岁。2019年4月初诊。

主诉：右侧胁肋部起皮疹伴疼痛1周。

现病史：患者自诉1周前无明显诱因出现右侧胁肋部水疱、皮疹，伴疼痛，到社区医院就诊，予以抗病毒药物（具体不详）口服治疗，效果不佳，症状加重，遂来就诊，以带状疱疹收住入院。

刻下症：右侧胁肋部疼痛，皮疹呈带状分布，口干不欲饮，纳差，眠差，大小便可。

查体：右侧胁肋部可见红斑，红斑基础上分布绿豆大小的脓疱、水疱，部分破溃、结痂，皮疹呈一侧带状分布。舌紫暗，苔黄腻，脉弦涩。

西医诊断：带状疱疹。

中医诊断：蛇串疮（湿热瘀阻证）。

治法：活血化瘀，清热利湿。

处方：

内治方药：血府逐瘀汤加减。

当　归10g	生地黄20g	桃　仁10g	红　花10g
枳　壳10g	生甘草10g	赤　芍15g	柴　胡9g
川　芎15g	桔　梗10g	鸡血藤30g	砂　仁3g
白　术20g	金银花15g	板蓝根20g	金钱草30g

7剂，温水冲服，日1剂，分2次服。

外用散剂：解毒三七散。

对疮面消毒后，取适量药粉扑撒于疮面上，每日2次。勿覆盖，配合氦氖激光照射疗法治疗。

二诊：服药7剂后，患者右侧胁肋部疼痛减轻，皮损处脓液减少，破溃处大部分已结痂，口干减轻。考虑患者血瘀症状有所好转，前方继服14剂。外用药物同前。

三诊：服药 14 剂后，患者可安然入睡，胃口好转，皮损面积较入院时明显缩小，基本无脓液，疼痛基本缓解。患者后续停用内服中药，继续外用解毒三七散治疗。

按语 蛇串疮为中医外科常见病，多由感染水痘－带状疱疹病毒所致。本例患者病程较短，病情严重，属邪毒阻滞胸胁部致气滞血瘀之证，观其舌、脉，虚实夹杂，以实证为主。患者年老体弱，脾胃不佳，致气血生化无源，气血亏虚，无力推动血液运行，加之邪毒入络，阻滞经脉，进一步加重了血瘀之证。气滞血瘀为实，气血亏耗为虚，故在治疗上以补虚泻实为法。方中桃仁、红花、川芎、赤芍活血化瘀、通络祛邪，鸡血藤、当归活血补血，生地黄滋阴生津，柴胡疏肝健脾，枳壳、砂仁、白术理气健脾化湿，金银花、板蓝根、金钱草清热解毒、利湿，生甘草解毒、调和诸药，桔梗通达四肢，引药直达病所。在外用药物的选择上，李元文教授认为，蛇串疮疼痛明显，其治疗要点在于活血化瘀，故外用温通、辛散之药，如三七、全蝎活血通络之力强，细辛温散，可温阳通络。外用散剂还可有效减少疮面分泌物的渗出，促进结痂，配合氦氖激光照射、半导体激光照射等疗法，可有效修复疮面。

二、 消痱散

【**组成**】薄荷 20 g、马齿苋 30 g、滑石 50 g、黄柏 10 g。

【**功效**】清热敛汗，解毒止痒。

【**临床应用**】用于治疗痱子、尿布皮炎、间擦皮炎中医辨证属于湿热蕴肤者。

【**调剂方法**】将诸药混合研磨成微粉，过 120 目筛，装器皿备用，潮湿环境下需在器皿中加入食用干燥剂。

【**用法用量**】用无菌纱布沾干疮面汗液后，取适量药粉均匀扑撒于疮面上，需要时即用。

【**方解**】薄荷清凉止痒，马齿苋清热解毒、凉血止痒，滑石清热收湿敛疮，黄柏清热燥湿、解毒疗疮。诸药对因对症，共奏燥湿敛疮之功效。

【临证加减】红肿、渗出液较多者可加青黛、芒硝，感染真菌者可予苦参、蛇床子、丁香等。

【现代研究】薄荷主要含有挥发油类、黄酮类、氨基酸类、萜类等成分，具有抗菌消炎的作用。马齿苋主要含有生物碱类、萜类、香豆素类、黄酮类、有机酸类、挥发油类及多糖类等化学成分，具有抗炎抑菌的作用。滑石的主要成分为硅酸镁、氧化铝及氧化镍，将滑石粉撒布于疮面可形成被膜，有保护疮面、吸收分泌物、促进结痂的作用。黄柏含有小檗碱、药根碱、掌叶防己碱等生物碱，对多种皮肤致病菌有较强的抑制作用，并有显著的抗炎性增生、抗溃疡作用。

【注意事项】夏季炎热时应穿宽松透气的衣物，出汗后应及时擦干身体，换下汗湿衣物，避免汗液长时间聚集刺激皮肤。

【应用举例】

王某，男，7岁。2020年7月初诊。

主诉：颈项部起皮疹伴瘙痒疼痛3日。

现病史：患儿母亲诉王某3日前外出，运动后颈项部出现皮疹，伴有烧灼及刺痒感，搔抓后破溃，遂来就诊。

刻下症：颈项部有红色皮疹，伴有烧灼及刺痒感，口干欲饮，纳眠可，二便调。

查体：颈项部密集分布红色针尖样丘疹，伴有抓痕。舌红，苔薄白，脉滑。

西医诊断：红色粟粒疹。

中医诊断：痱（湿热蕴肤证）。

治法：清热敛汗，解毒止痒。

处方：

外用散剂：消痱散。

先用无菌纱布沾干疮面的汗液，然后取药粉均匀扑撒于疮面上，需要时即用。勿覆盖，保持疮面干燥。

二诊： 用药 4 日后患儿皮疹基本消退，无明显瘙痒感，继续使用前方治疗。间断外用 1 周后诉已痊愈。

按语 本例患儿为出汗后湿热郁于肌肤，汗出不畅，发为痱，以实证为主。消痱散中薄荷消炎、清凉止痒，马齿苋清热解毒利湿，滑石、黄柏收湿敛疮止痒，使肌肤热散湿除，排汗通畅，皮疹自然消退。李元文教授认为，本病外用药物除以通利为主、清热为辅外，还应选用辛凉透表之品。一般痱疹只用外用散剂治疗即可。与传统饮片粉碎后外用相比，中药配方颗粒打粉后质地更加细腻，并且对汗液等分泌物的吸附能力更强，不易堵塞毛孔。此外，也可将散剂进一步加工成溶液或洗剂，夏季时用于湿敷或沐浴。

三、 足癣散

【组成】 黄柏30 g、苦参30 g、马齿苋30 g、金银花20 g、滑石30 g、青黛10 g。

【功效】 清热燥湿，杀虫止痒。

【临床应用】 用于治疗足癣伴瘙痒，尤其适用于趾间糜烂型足癣中医辨证属于湿热浸淫者。

【调剂方法】 将诸药混合研磨成微粉，过 120 目筛，装器皿备用。既可干用，也可浸泡制成酊剂使用。

【用法用量】 取适量本品外涂，以遮覆皮损为度，不需太厚。

【方解】 黄柏清热燥湿，泻火除蒸，解毒疗疮；苦参，味苦，性寒，燥湿止痒，《本草新编》载其"扫遍身痒疹……杀疥虫"；马齿苋利湿解毒；金银花、青黛清热解毒；滑石收湿敛疮。全方共奏清热燥湿、杀虫止痒之功效。

【现代研究】 黄柏含有小檗碱、药根碱、掌叶防己碱等生物碱，对金黄色葡萄球菌、白色念珠菌、絮状表皮癣菌、犬小孢子菌等皮肤致病菌均有较强的抑制作用，并有显著的抗炎性增生、抗溃疡作用。苦参中所含的苦参碱、氧化苦参碱对毛癣菌、黄癣菌、红色表皮癣菌等皮肤真菌具有不同程度的抑制作用，并有抗炎、抗过敏的作用。马齿苋中的多糖成分对金黄色葡萄球菌、奥杜盎小芽胞癣菌有一定的抑制作用。金银花所含的绿原酸类化合物等成分对多种致病菌均有一定的抑制作用。滑石有吸附和收敛的作用，将滑石粉撒于疮面会形成被膜，有保护疮面、吸收分泌物、促进结痂的作用。青黛中的靛蓝及靛玉红等成分具有抗菌的作用。

【注意事项】 足癣患者每日洗脚后应将脚擦干后分撒药粉，并保持鞋内干燥。不宜用手抓挠患病部位，避免手接触患病部位后再接触身体其他部位，造成真菌播散。

【应用举例】

蔡某，女，35 岁。2020 年 3 月初诊。

主诉： 双侧足部起水疱伴瘙痒 2 周。

现病史： 患者 2 周前因雨天涉水后双侧足部出现水疱，瘙痒剧烈，自用皮炎平治疗后效果不佳。1 周前于当地医院就诊，真菌检查（＋），涂抹酮康唑软膏后原有皮疹部分消退，瘙痒减轻，但仍有新发，遂来就诊。

刻下症： 双侧足部起水疱，轻度瘙痒，左足 4、5 趾处肿痛，口干，纳可，眠差，大便黏腻，小便黄。

查体： 双侧足底散在分布水疱，左足 3～4 趾、4～5 趾之间浸渍明显，局部糜烂，味腥臭。舌红，苔黄腻，脉滑数。

西医诊断： 足癣。

中医诊断： 脚湿气（湿热下注证）。

治法： 清利湿热，杀虫止痒。

处方：

外用散剂：足癣散。

7 剂，每晚睡前取适量本品（生药量 100 g 左右）溶于 1 L 开水中，晾至 35～40 ℃进行泡洗。泡洗后取适量本品分撒于趾间浸渍及糜烂处，并以清洁纱布条将有浸渍的趾缝撑开，保证局部通风干燥。

外用酊剂：足癣散。

将适量足癣散溶于 100 ml 75% 酒精溶液中，静置 24 小时后制成酊剂，每日早晚取适量上清液涂擦于皮损处。

二诊：用药 1 周后，患者双足水疱基本消退，局部可见脱屑，瘙痒缓解，左足趾间浸渍减轻，偶有局部刺痛感。浸渍处继用散剂，余疱壁及脱屑处予酊剂外用。2 周后随访，患者诉双足皮疹消退，嘱其停用散剂及酊剂，改用足癣散膏剂。

按语 本例患者为湿热下注足部，癣虫滋生，发为足癣，以实证为主。足癣散中黄柏清热燥湿、解毒杀虫，马齿苋、金银花、青黛清热解毒利湿，苦参燥湿杀虫止痒，滑石收湿敛疮。李元文教授认为，本病外用药物除以杀虫止痒为原则外，还要善用清利湿热之品。在治疗的不同阶段，需根据皮损特点辨证施药，如疾病初期，渗出、浸渍明显，可采用散剂、酊剂、洗剂等，快速控制病情，减少渗液，而且酊剂的使用还能加强局部的抑菌作用。疾病中后期皮损干燥、脱屑明显，可改用膏剂或乳膏剂，一则滋润肌肤，二则可提高药物接触及作用时间。

四、 二黄散

【组成】黄连 30 g、生大黄 30 g。

【功效】清热解毒燥湿，逐瘀止痛。

【临床应用】用于治疗带状疱疹（急性期）、单纯疱疹中医辨证属于湿热证、血瘀证者。

【调剂方法】将诸药混合研磨成微粉，过 120 目筛，装器皿备用。

【用法用量】若带状疱疹初发，仅见红斑、少许小水疱，可取适量药粉加入炉甘石洗剂，调至稀糊状，外涂以促进收敛，每日 2~3 次；若红斑融合成片，上有水疱甚至大疱、血疱，则先抽取疱液，继以重楼解毒酊调适量药粉至稀糊状，均匀外涂以解毒止痛，每日 2~3 次；若疱壁破溃、皮损糜烂渗出明显，可在湿敷后取适量二黄散撒于疮面至皮损干燥结痂，每日2~3次。

【方解】黄连味苦、性寒，清热燥湿，泻火解毒；生大黄外用可清热泻火，凉血解毒，逐瘀通经。二药合用，治疗带状疱疹急性期湿热火毒炽盛、蕴结肌肤、局部气血凝滞者，具有很好的效果。

【现代研究】生大黄能降低血管通透性，使毛细血管致密，还能促进微循环血小板凝聚，使血小板数目增加、血液凝聚性增高；其对多数革兰氏阳性菌及某些革兰氏阴性菌有较强的抑制作用，其中以葡萄球菌及链球菌最为敏感；生大黄还具有抗病毒和消除内毒素的作用。黄连亦具有很好的抗菌消炎作用，低浓度黄连溶液可抑制细菌生长，高浓度者则可杀灭细菌，但黄连单用容易产生耐药性，故应与其他药物联合使用以增强黄连的抗菌作用，避免产生耐药性。

【注意事项】患有阴疮者禁用，药物过敏者勿用。存储时应置于室内阴凉干燥处，勿受潮湿。

【应用举例】

连某，男，55岁。2020年4月初诊。

主诉：右侧胸背部起皮疹伴疼痛3日。

现病史：患者诉3日前无明显诱因右侧胸背部出现成片水疱，疼痛剧烈，遂来就诊。

刻下症：口干、口苦，烦躁不安，纳差，难以入睡，大便干，小便黄。

查体：右侧胸乳至右侧后背部见成片红斑，上有密集成簇水疱、脓疱，单侧带状分布。舌暗红，苔黄腻，脉弦数。

西医诊断：带状疱疹。

中医诊断：蛇串疮（肝经湿热证）。

治法：清热利湿，逐瘀止痛。

处方：

内治方药：龙胆泻肝汤加减。

龙胆草 10 g	栀 子 10 g	黄 芩 10 g	通 草 15 g
泽 泻 15 g	车前子 20 g	柴 胡 10 g	甘 草 10 g
地 龙 10 g	鸡血藤 30 g	徐长卿 15 g	合欢皮 20 g

7 剂，温水冲服，日 1 剂，分 2 次服。

外用散剂：二黄散。

对于水疱较大者可先抽取疱液，继以重楼解毒酊调适量药粉至稀糊状，均匀外涂以解毒止痛，每日 2 ~ 3 次。配合氦氖激光照射疗法治疗。

二诊： 服药 7 剂后，患者述疼痛减轻，口干、口苦症状减轻，水疱、脓疱基本结痂，渗出减少。前方去龙胆草、栀子，加茯苓皮 30 g，继服 7 剂。外用药物同前。

三诊： 服药 7 剂后，患者基本痊愈，要求出院。出院后患者继服前方中药 7 剂，未再复诊，1 个月后随访述痊愈。

按语 本例患者为肝经湿热，邪毒阻滞经络，致湿热蕴于经脉，气血凝结不通，观其舌、脉，以实证为主。因此，内服药物以龙胆泻肝汤为主方，合活血化瘀之品。此方清热利湿之力强，又能活血通络止痛，加入合欢皮既能利湿，又能安心神；虫类药物通络之力猛，涤邪通络。在外用药物方面，李元文教授认为，治疗肝经湿热的疼痛，除注重清除肝经湿热外，还要注意通络止痛。疱疹初期，要注重清热利湿，故外用药物选用清热燥湿之力强的药物。散剂一般可配合洗剂、酊剂使用，也可联合氦氖激光照射疗法、走罐疗法、拔罐疗法等，以促进药物透皮吸收，增强效力。

第二节 洗 剂

一、三黄洗剂

【组成】 生大黄 30 g、黄柏 30 g、黄芩 30 g、苦参 30 g。

【功效】 清热燥湿，杀虫止痒。

【临床应用】 用于治疗急性及亚急性湿疹、药物性皮炎、接触性皮炎、神经性皮炎、皮肤瘙痒症、痱子、疖病、蚊虫叮咬等中医辨证属于湿热毒蕴证者。

【调剂方法】 将上述颗粒加入 500 ml 100 ℃ 的热水，充分搅拌溶解，形成药液，待冷却后，密封备用。

【用法用量】 将药液充分振荡摇匀，以棉签蘸取药液外搽，或用纱布浸润药液湿敷患处，每日 3 ~ 5 次。

【方解】 生大黄外用可清热泻火、凉血解毒，可敷一切疮疖痈毒；黄柏味苦，性凉，善于清解湿热，主治毒热、秃疮、癣疥、皮肤瘙痒；黄芩清热燥湿、泻火解毒，《神农本草经》记载其"主恶疮疽蚀火疡"；苦参清热燥湿、杀虫止痒，常用于治疗疥癣、湿疹、皮肤瘙痒等。四药合用，共奏清热燥湿、解毒消肿、杀虫止痒之功效。

【现代研究】 生大黄中的大黄素可抑制细菌、抑制病毒、降低毛细血管通透性，从而减少体液渗出，进一步消除炎症，还能增强机体免疫力。黄芩、黄柏含有黄芩苷、黄芩素、小檗碱等成分，具有明显的抗炎及抗变态反应的作用，因此对于炎症疾病具有良好的治疗效果。苦参中的苦参碱有明显的抑制细菌、真菌和抗炎、止痒等作用，适用于多种皮炎、皮肤感染、瘙痒等疾病。四药合用，可改善局部上皮组织的生长环境，减轻水肿，抗炎止痒，促进皮损愈合。

【注意事项】 使用时药液温度不宜过高。对其中药物过敏者勿用。将药液置于阴凉处保存，在高温高湿季节要注意防止药液霉变。

【应用举例】

林某，男，60岁。2019年9月初诊。

主诉： 全身皮疹伴瘙痒反复发作5年，加重1个月。

现病史： 5年前无明显诱因患者躯干部出现红斑、丘疹，伴有瘙痒，曾于某医院门诊就诊，被诊断为"湿疹"，外用某药膏，效果不明显。5年来患者皮疹逐渐增多，蔓延至四肢，瘙痒难忍，自行应用炉甘石洗剂外涂，未见好转。皮疹反复发作，伴瘙痒，痒甚则影响睡眠，曾多次住院治疗，经抗炎、抗过敏、止痒、降低毛细血管通透性等治疗，好转后出院。近1个月来患者皮疹加重，瘙痒难忍，遂来就诊。

刻下症： 躯干四肢泛发皮疹，右下肢红肿、渗出，全身皮肤瘙痒剧烈，难以忍受，口干喜饮，眠差多梦，无口苦，无发热，纳可，小便调，大便2日1行。

查体： 躯干、四肢泛发鲜红色斑疹、丘疹，右下肢红肿、脱屑、渗出，泛发大量抓痕、血痂，局部皮温高。舌红，苔黄腻，脉弦滑。

西医诊断： 泛发性湿疹。

中医诊断： 湿疮（肝胆湿热证）。

治法： 清泻肝胆湿热，祛风止痒。

处方：

内治方药：龙胆泻肝汤加减。

龙胆草6g	黄 芩10g	生地黄30g	牡丹皮10g
赤 芍10g	马齿苋30g	车前草10g	川牛膝10g
红 藤30g	白 术10g	当 归15g	苍 术10g
大青叶30g	薏苡仁30g	茜 草15g	荆 芥10g
防 风10g	白蒺藜10g	柴 胡10g	合欢皮15g

7剂，温水冲服，日1剂，分2次服。

外用洗剂：三黄洗剂。

用时将药液充分振荡摇匀，以棉签蘸取适量药液外搽或用纱布浸润药液湿敷患处，每日 3~5 次。

二诊：服药 7 剂后，患者述躯干部皮疹颜色变淡，上覆少许鳞屑，右下肢胫前皮疹干燥、无渗出，红肿消退，近日皮肤瘙痒夜间重，程度较前减轻，大便干，2 日 1 行。前方加全瓜蒌 30 g。外用药以三黄洗剂药物颗粒兑入复配霜（详见霜剂章节）中制成霜剂，每日涂擦 3 次。

三诊：服药 7 剂后，患者述皮疹大部分变淡，无鳞屑，瘙痒减轻，皮肤较为干燥。首方加桃仁 10 g、何首乌 10 g、白芍 10 g。

按语 本例患者为肝胆久蕴湿热，气血运行不畅，肝胆疏泄功能失司，结合舌、脉，辨证为肝胆湿热证。治以清热除湿、祛风止痒，方以龙胆泻肝汤加减。龙胆草味苦、性寒，泻肝胆之湿热。肝胆属木，木喜疏泄条达，邪火抑郁，则木不舒畅，故以柴胡疏泄肝胆之气。黄芩清热解毒。车前草利湿清热。马齿苋、大青叶凉血解毒。慢性湿疹，患病日久，血行不畅，用牡丹皮、赤芍凉血化瘀。李元文教授在治疗湿疹时特别强调脾胃的重要性，用苍术、白术、薏苡仁健脾祛湿。瘙痒是湿疹患者最痛苦的症状，严重影响患者的睡眠及精神状态，方中用荆芥、防风、白蒺藜祛风止痒，合欢皮解郁安神。肝为刚脏，体阴而用阳，当归、生地黄养肝血。红藤、茜草活血通络，川牛膝引药下行，直达病所。

外用三黄洗剂清热燥湿止痒。三黄洗剂为溶液制剂，其作用有三：一则清洗疮面，二则利用渗透压减少渗出，三则利用相关药物药理作用快速改善皮肤炎症。本例患者在内服中药的基础上外用三黄洗剂，疗效较好。三黄洗剂可联合局部物理治疗，如氦氖激光照射、拔罐、走罐等疗法，可促进药物透皮吸收，增强药效。如患者皮损进入亚急性状态，表现为瘙痒剧烈伴局部皮肤肥厚，可加用放血、火针等疗法，此时联合霜剂外用可有效抑菌，促进屏障修复。

二、 燥湿敛疮洗剂

【**组成**】马齿苋 120 g、大青叶 50 g、地榆炭 30 g。

【**功效**】清热利湿，凉血解毒，止痒消肿。

【**临床应用**】用于治疗急性及亚急性皮炎湿疹、带状疱疹、痤疮、糜烂型与水疱型手足癣等中医辨证属于湿热下注者。

【**调剂方法**】将上述颗粒加入 500 ml 100 ℃的热水，充分搅拌溶解，配成药液，待冷却后，密封备用。

【**用法用量**】使用时将药液充分振荡摇匀，以棉签蘸取药液外搽，或用纱布浸润药液湿敷患处，每日 2 ~ 3 次或遵医嘱。

【**方解**】马齿苋性寒，味酸，可清热燥湿、解毒消肿，善解痈肿热毒，为君药；大青叶性寒，味苦，有清热解毒、凉血消斑之功，增强君药清热解毒消肿之力，为臣药；地榆炭气香，味微苦、酸涩，性微寒，具有凉血止血、泻火解毒、敛疮止痒的功效，助君药清热燥湿、解毒止痒，为佐药。诸药合用，共奏清热利湿、凉血解毒、止痒消肿之功效。

【**现代研究**】马齿苋主要含有生物碱类、萜类、香豆素类、黄酮类、有机酸类、挥发油及多糖等化学成分，具有抗炎抑菌的作用。大青叶的化学成分主要为吲哚类化合物、喹唑酮类化合物、芥子苷类化合物等，具有抗菌、抗病毒、增强免疫的作用，对金黄色葡萄球菌有明显的抑制作用。地榆炭主要成分为皂苷、黄酮、鞣质、碳素，具有抗炎抑菌、抗氧化、抗肿瘤的作用。

【**注意事项**】在用药前请先于手腕处进行试敏，确认无过敏现象后再行用药，药物过敏者勿用，使用时药液温度不宜过高。药液应置于阴凉处保存，在高温高湿季节要注意防止药液霉变。

【**应用举例**】

孟某，女，30 岁。2019 年 10 月初诊。

主诉：面部反复起皮疹 1 年，加重 1 个月。

现病史：患者1年前无明显诱因面部出现红色丘疹、结节，伴疼痛及瘙痒，有白色脓头，皮疹月经前期加重，月经后稍减轻。曾于外院被诊断为"痤疮"，予以口服及外用药（具体不详），未见明显好转。1年来皮疹反复发作，经中西医治疗后无明显效果，因皮肤疾病经常焦虑。近1个月来因工作压力及熬夜，皮疹加重、增多，以丘疹、结节为主，有白色脓头，伴乏力，时有腰膝酸软，纳可，眠差，因皮肤病时常焦虑，大便时干时稀，日1行，小便调。月经尚规律，量偏少，色淡红。

刻下症：面部皮疹伴痛、痒，无明显破溃、渗出，纳可，眠差，大便溏，小便可。

查体：面部可见红色至暗红色丘疹、结节，以额、双侧脸颊、下颌部为甚。舌淡红，苔白，脉细弦。

西医诊断：痤疮。

中医诊断：粉刺（肝郁脾虚证）。

治法：疏肝健脾，调理冲任。

处方：

内治方药：柴胡疏肝散合二至丸加减。

柴　胡10g	当　归10g	白　芍10g	墨旱莲10g
女贞子10g	茯　苓10g	牡丹皮10g	泽　泻10g
黄　芩10g	连　翘10g	桃　仁10g	红　花10g
香　附10g	丹　参30g	白　术10g	

7剂，温水冲服，日1剂，分2次服。

外用洗剂：燥湿敛疮洗剂。

用时将药液充分振荡摇匀，以棉签蘸取药液外搽，或用纱布浸润药液湿敷患处，每日2~3次。

二诊：服药7剂后，患者述原有丘疹、结节减轻，脓头减少，大便渐成形。前方加苦参10g燥湿止痒、生侧柏叶10g凉血疏风。

三诊：服药7剂后，患者述颜面皮疹部分消退，丘疹、结节缩小，痒痛减轻，无明显新发皮疹，以痘印为主，色暗。前方加赤芍 15 g、益母草 10 g、泽兰 10 g，以活血调经，祛瘀消痘印。14 剂。服药后未再新发皮疹，原有丘疹、结节消退，痘印颜色渐浅。

按语 本例患者平素情绪紧张，工作及生活压力大，常常熬夜，致肝阴不足，肝肾同源，损及肾阴，引起肝郁脾虚的一系列症状，治以疏肝健脾、调理冲任，方用柴胡疏肝散合二至丸加减。方中柴胡疏肝理气，白芍敛阴养血柔肝，与柴胡合用以补养肝血、条达肝气；当归养血和血，与柴胡、白芍同用，补肝体而助肝用，使血和则肝和，血充而肝柔；女贞子、墨旱莲滋肾养肝，养阴凉血；茯苓、牡丹皮、泽泻"三泻"清泄虚火；黄芩、连翘清热解毒，散结消肿；香附、丹参、桃仁、红花疏肝理气化瘀；白术健脾利湿。二诊方加苦参、生侧柏叶。苦参药性苦寒，清热燥湿，止痒效佳；生侧柏叶药性寒凉，以凉血泻热见长。现代研究表明苦参有抗炎作用，生侧柏叶有抑菌作用，二者对皮肤感染均有一定疗效。外治方面，考虑患者病情已经转为慢性，面部皮肤屏障受损，敏感性增强，故面部外用药物的选择上应小心谨慎。

第三节　酊　剂

一、补骨脂酊

【组成】补骨脂 30 g、白芷 20 g、乌梅 10 g。

【功效】补肾祛风，和血增色。

【临床应用】用于治疗白癜风中医辨证属于肝肾不足者。

【调剂方法】将上述颗粒兑入 75% 酒精或 50 度至 60 度的白酒 100 ml，充分搅拌溶解，密封，放置 48 小时后再次搅拌溶解，密封备用。

【用法用量】用时充分摇匀，用棉球蘸取药液，涂于患处，并按摩

5～15分钟，每日2次。

【方解】 方中补骨脂补肾助阳，以养精血；白芷解表散寒，祛风止痒；乌梅生津以养阴。诸药合用，共奏补肾、祛风、增色之功效。

【现代研究】 中药药理学实验表明，补骨脂中的补骨脂素具有光敏性，可促进黑色素细胞分泌黑色素；白芷亦为光敏性药物，并能抗炎止痒；乌梅具有局部染色、提高机体免疫力及抗过敏的作用。以上药物配合使用，可有效促进黑色素的合成，利于白斑复色。

【注意事项】 本品为外用药，忌内服。忌烟酒、辛辣、油腻及腥发食物。切勿接触眼睛、口腔等黏膜及皮肤破溃处。哺乳期妇女慎用。本品对皮肤有一定刺激性，涂药部位如有烧灼感、瘙痒加重或红肿，应立即停药，洗净局部，必要时向医师咨询。

【应用举例】

吴某，男，36岁。2020年6月初诊。

主诉： 双手手背、胸背部多发白斑3年，加重1个月。

现病史： 患者诉3年前无明显诱因双手手背及胸背部多发白色斑片，约黄豆大小，无痛痒感，未予以重视，未规律治疗。近1个月工作压力较大，生活思虑过多，胸背部皮损面积逐渐增大，白斑呈钱币状，无痛痒感。

刻下症： 双手手背及胸背部多发白色色素脱失斑，无痛痒感，倦怠乏力，心烦，纳呆，眠差，二便调。

查体： 双手手背、胸背部多发白色色素脱失斑，患处毛发变白，皮肤光滑无脱屑、萎缩，边界清晰，瓷白色，钱币状大小，周围皮肤未见色素沉着。舌淡胖、尖红，苔薄，脉细滑。

西医诊断： 白癜风。

中医诊断： 白驳风（肝郁脾虚证，兼有毒邪）。

治法： 疏肝健脾，内清毒热。

处方：

内治方药：治白方加减。

何首乌 10 g	女贞子 10 g	墨旱莲 15 g	白蒺藜 10 g
百　合 20 g	合欢皮 15 g	首乌藤 15 g	天　麻 10 g
钩　藤 10 g	防　风 15 g	生黄芪 20 g	灵　芝 30 g
白　芷 10 g	桑　椹 30 g	黑芝麻 30 g	紫　草 10 g
红　花 10 g	水牛角 10 g	青　蒿 10 g	牡丹皮 20 g

14 剂，温水冲服，日 1 剂，分 2 次服。

外用酊剂：补骨脂酊。

用时充分摇匀，用棉球蘸取药液，涂于患处，并摩擦 5～15 分钟，每日 2 次。

二诊：服药 14 剂后，患者述仍眠差，纳食一般，白斑基本同前，未见新发。舌淡，苔薄腻，脉细滑。前方去白芷，合欢皮加至 30 g，加生地黄 20 g、白花蛇舌草 15 g、天冬 10 g。外用药物不变。

三诊：服药 14 剂后，患者述皮损面积减小，皮损为淡白色，余无不适。舌淡胖，苔薄。前方加菟丝子 10 g、杜仲 10 g、黄精 10 g。外治仍用补骨脂酊。服药 14 剂后，患者皮损面积局限，部分消退，未见新发。

按语 本例患者最近工作压力大，思虑过重，忧思伤脾，脾失健运，则表现为纳呆、舌胖；脾主运化，生化乏源，故乏力；郁怒伤肝，精神紧张，则肝气郁结，肝失疏泄，肝藏血，血不归肝，故眠差；患者思虑过重，致使内生毒邪，毒邪侵表，血瘀于肌理，肌肤失养而罹患白癜风。方中何首乌、女贞子、墨旱莲、百合补血养肝，生黄芪、灵芝补虚扶正，桑椹、黑芝麻、首乌藤以黑治白，合欢皮解郁安神。李元文教授认为，白癜风是由于毒损血络，导致气血、营卫失和，络脉失畅而引起的，用紫草、青蒿、牡丹皮、红花、水牛角内清毒热；天麻、钩藤、防风、白芷、白蒺藜等祛风药物可助活血化瘀，避免内毒郁结，类似提壶揭盖法之意。二诊时，患者舌淡，苔薄腻，脉细滑，考虑仍内有余毒，故加入白花蛇舌草以加强解毒的作用，加入天冬、生地黄清热滋阴补肝，加大合欢皮的用量以疏肝理气安神。三诊时患者毒热已清，皮损面积有所减小，故增加了补益药物的使用。在应用何首乌、女贞子等补肾药物，以及黑芝麻、桑椹等以黑治白药物的基础上，加用菟丝子、杜仲、黄精补肾养阳，也有乙癸同源、虚则补其母之意。

本例患者在内服中药的基础上外用补骨脂酊，以利于白斑复色。补骨脂酊联合光疗及光化学疗法，如配合 308 nm 准分子激光照射治疗，或配合日光照射 5 ~ 10 分钟或紫外线照射 2 ~ 3 分钟，可促进黑色素的合成。联合针灸、拔罐等疗法治疗，如笔者常用火针针刺白斑部位，然后予以补骨脂酊涂擦，可增强疗效。

二、 辛花酊

【组成】细辛 10 g、红花 10 g、生侧柏叶 20 g、生姜 20 g。

【功效】活血通络，养血生发。

【临床应用】用于治疗斑秃中医辨证属于血虚挟湿者。

【调剂方法】将上述颗粒兑入 75% 酒精或 50 度至 60 度的白酒 100 ml，充分搅拌溶解，密封，放置 48 小时后再次搅拌溶解，密封备用。

【用法用量】用时将药液充分摇匀，用棉球蘸取药液，涂于患处，轻揉局部至皮损微红，每日 2 次。

【方解】细辛辛温开窍，温经通络，上达巅顶，直透肌肤而为君药；红花通经活血，散瘀止痛是为臣药；生侧柏叶生发乌发，生姜解表散寒，共为佐药；酒为辛温之品，能行能散，通利血脉，又有透皮作用，助各药达于病所，为使药。诸药合用，共奏活血通络、祛瘀生新之功效，使局部血脉通畅，毛囊得以滋养，毛发重新生长。

【现代研究】细辛中的 β - 细辛醚可提高机体新陈代谢功能，促进微循环。红花的代表性成分红花黄色素具有抗炎的作用。生侧柏叶的主要成分挥发油、黄酮类及鞣质等具有抗炎、扩血管的作用。生姜中的姜辣素、姜烯油等成分可促进头部皮肤血液循环和新陈代谢，活化毛囊组织。诸药配合，能够刺激新发生长，去屑防脱，强化发根，并可减轻头皮瘙痒等症状。

【注意事项】 本品为外用药，忌内服。忌烟酒、辛辣、油腻及腥发食物。勿接触眼睛、口腔等黏膜及皮肤破溃处。哺乳期妇女慎用。本品对皮肤有一定刺激性，涂药部位如有烧灼感、瘙痒加重或红肿，应立即停药，洗净局部，必要时向医师咨询。

【应用举例】

李某，女，26岁。2019年9月17日初诊。

主诉： 头发斑块状脱落半年。

现病史： 患者半年前无明显诱因突然出现头发斑块状脱落，斑块呈钱币大小，数量为3，自觉头皮有轻微瘙痒感，平时工作压力大。

刻下症： 头发成片脱落，有轻微瘙痒感，眠差多梦，嗳气，纳可，二便可。月经量少，色暗淡，有血块，经前时有痛经。

查体： 头发成片脱落，呈钱币大小，数量3，脱发区皮肤变薄，边缘头发松动，易拔出，有轻微瘙痒感。舌暗，苔薄白，脉弦。

西医诊断： 斑秃。

中医诊断： 油风（气滞血瘀证）。

治法： 疏肝理气，通窍活血。

处方：

内治方药：通窍活血汤合柴胡疏肝散加减。

川 芎 10 g	桃 仁 10 g	红 花 10 g	赤 芍 10 g
柴 胡 10 g	香 附 10 g	茯 神 10 g	合欢皮 15 g
陈 皮 10 g	枳 壳 10 g	天 麻 10 g	鸡血藤 10 g
当 归 10 g	川牛膝 10 g	首乌藤 15 g	乌梢蛇 10 g
僵 蚕 6 g	地 龙 6 g	炙甘草 10 g	

7剂，温水冲服，日1剂，分2次服。

外用酊剂：辛花酊。

用时将药液充分摇匀，用棉球蘸取药液，涂搽于患处，轻揉局部至皮损微红，每日2次。

二诊： 服药7剂后，患者述斑块区未进一步扩大，斑块区逐渐开始长纤细柔软的新发，呈灰白色毳毛，比较稀疏。头皮瘙痒不明显，睡眠好转，舌暗，苔薄白，脉弦。前方去僵蚕、地龙，加茯苓15 g。外治仍用辛花酊。

三诊： 服药7剂后，患者述新发较前增多，细软的毳毛逐渐变粗变黑，恢复正常毛发颜色。继服前方7剂。外治仍用辛花酊。

按语 关于斑秃的病因及发病机制尚不清楚，遗传、免疫、精神、内分泌紊乱、营养不良、血管功能障碍、异位性素质等因素，先后被认为与本病发病有关。《外科正宗·油风》云："油风乃血虚不能随气荣养肌肤，故毛发根空，脱落成片，皮肤光亮，痒如虫行，此皆风热乘虚攻注而然。"本例患者郁怒伤肝，伤阴耗血，血热生风，瘀血阻络，血行不畅，毛发失于阴血濡养而突然脱落，结合舌、脉，辨证为气滞血瘀证，治疗以通窍活血汤合柴胡疏肝散加减。柴胡、香附疏肝理气，川芎、桃仁、红花、赤芍行气活血，乌梢蛇、僵蚕、地龙祛风通络止痒，茯神、合欢皮养心安神。患者经常熬夜，暗耗阴血，导致血燥肌肤失养，加鸡血藤、当归、赤芍养血润燥，陈皮、枳壳理气，川牛膝补肝肾，首乌藤安神养血、通络，天麻清肝平肝，炙甘草调和诸药。斑秃病位比较局限，局部皮损特点比较突出，所以中药内服结合中药外治，能够提高疗效。

斑秃的病位在头面，故取中医取类比象的思路，在治疗中采用药性轻清上浮的药物，例如花草类药物，再适当配伍引经药，例如升麻、细辛等，使药到病所，加强疗效。本例患者在内服中药的基础上外用辛花酊，能够增强疗效。也可联合针灸治疗，如在脱发部位进行针刺和穴位点刺放血，或梅花针叩刺后外用辛花酊涂搽，促进局部血液循环，刺激新发生长。

第四节 油　剂

一、甘草油

【组成】生甘草 20 g、橄榄油 50 ml。

【功效】清热解毒，消炎润肤。

【临床应用】用于治疗激素依赖性皮炎、面部皮炎、湿疹、皮肤溃疡、光化性皮炎等中医辨证属于热毒证者。

【调剂方法】将 50 ml 橄榄油放入药杯中，于 70 ℃恒温水中热浴备用；将中药颗粒研磨至极细粉，过 200 目筛，分次加入药杯中，同时用玻璃棒顺时针搅拌至混合均匀，然后移出药杯，常温保存。

【用法用量】用时将药油充分振荡摇匀，以棉签蘸取适量药油，外搽于患处，每日 3～5 次。

【方解】甘草具有清热解毒、消炎镇痛的功效，药味简单，使用橄榄油制备成油剂，保护润泽之力更强。

【现代研究】甘草中的黄酮类化合物和三萜皂苷类成分具有抗氧化、抗炎、抗菌和抗变态反应等作用。橄榄油中含有的皂化物和不皂化物具有消炎、润泽、护肤的作用，有助于恢复皮肤功能，同时可清洁疮面；橄榄油可作赋形剂。

【注意事项】调剂时应注意在水浴上加热，药粉宜缓缓加入，同时不断搅拌，避免药物结块。对其中药物过敏者勿用。置于阴凉处保存。

【应用举例 1】

王某，女，35 岁。2020 年 3 月初诊。

主诉：面部起皮疹伴刺痛 1 周。

现病史：患者半年前起使用某化妆品，皮肤变得细腻嫩白。1 周前因出差停用此化妆品，面部出现皮疹，肿痛瘙痒，继续使用此化妆品后症状缓解。后再次因停用此化妆品仍出现类似症状，自服氯雷他定，但效果不佳。

刻下症：面部瘙痒灼热疼痛，出油明显，小便黄，大便干，纳差，眠可，平素性情急躁易怒。

查体：面部红肿，毛细血管扩张，基底潮红，无脱屑及渗出。舌红，苔黄腻，脉滑数。

西医诊断：激素依赖性皮炎。

中医诊断：药毒（湿热毒盛证）。

治法：清热解毒凉血。

处方：

内治方药：凉血解毒汤合凉血抗敏煎加减。

水牛角 15 g	生槐花 10 g	赤 芍 10 g	牡丹皮 10 g
生甘草 10 g	乌 梅 10 g	防 风 15 g	苦 参 10 g
淡竹叶 10 g	赤小豆 10 g	大 黄 6 g	白鲜皮 10 g
生石膏 30 g	板蓝根 15 g	白茅根 10 g	白花蛇舌草 30 g

14 剂，温水冲服，日 1 剂，分 2 次服。

外用油剂：甘草油。

用时将药油充分振荡摇匀，以棉签蘸取适量药油，外搽于患处，每日3~5次。

二诊：服药 14 剂后，患者述面部红肿及瘙痒较前稍有缓解，红肿处散在丘疹、小脓疱，肿痛明显，舌淡红，苔黄腻，脉弦滑。前方加金银花 10 g、土茯苓 30 g，继以甘草油局部外用。

三诊：服药 14 剂后，患者面部丘疹减少，无脓疱，面部潮红不肿，但出现干燥起皮，舌淡红，苔白，脉沉细。前方去土茯苓，加麦冬 10 g、玄参 10 g，外用方同前。服药 14 剂后，患者面部皮疹基本消退。随访 1 个月，患者未述复发。

按语 本例患者平素性情急躁易怒，肝郁化火，木盛克脾土，则脾虚失运，湿热内生，内湿热与外热毒相互搏结，上熏于面则面部灼热、红肿、毛细血管扩张，湿邪外溢于面则面部出油。四诊合参，证属湿热毒盛，予以凉血解毒汤合凉血抗敏煎加减。方中水牛角、生槐花为君，清热凉血；白花蛇舌草、板蓝根、生石膏为臣，清热解毒；佐以赤芍、牡丹皮、白茅根，加强清热凉血之功，防风、苦参、白鲜皮祛风止痒，赤小豆、淡竹叶导热下行，乌梅柔肝敛阴，大黄通腑泻热，生甘草调和诸药。后加入金银花、土茯苓清热消肿，麦冬、玄参滋阴润燥。三诊时热毒已轻，故去土茯苓。

在外用药物选择方面，李元文教授选择将生甘草制成油剂外用，因其具有清热解毒的作用，故可用于皮炎急性期以患处红肿为主要表现者。同时，油剂可减轻外部环境对患处的刺激，起到保护、润泽的作用。

【应用举例2】

赵某，男，65岁。2020年3月初诊。

主诉： 双小腿皮疹反复发作伴瘙痒1年，加重3日。

现病史： 患者1年前双小腿皮肤成堆出现红斑，上有丘疹，瘙痒明显，抓破后渗液，于某医院就医，被诊断为"急性湿疹"，后经治疗（具体不详）症状有所缓解。近1年来，皮损症状反复发作，经使用卤米松软膏、皮肤康洗剂、地塞米松注射液治疗后，有所缓解。3日前，未见明显诱因出现瘙痒，症状较前加重，口干，纳差，眠可，二便可。

刻下症： 双小腿散在丘疹，瘙痒剧烈，偶尔口干，纳少，眠可，二便调。

查体： 双小腿皮肤干燥、粗糙、伴脱屑，局部可见斑丘疹，融合成片，其间可见大量抓痕、血痂。舌淡，苔薄白，脉弦细。

西医诊断： 慢性湿疹。

中医诊断： 湿疮（血虚风燥兼湿热内阻证）。

治法： 养血润肤，祛风止痒，兼顾祛湿。

处方：

内治方药：当归饮子合加味过敏煎加减。

当　归 10 g	川　芎 10 g	玄　参 10 g	赤　芍 10 g
柴　胡 10 g	乌　梅 10 g	防　风 10 g	苦　参 10 g
徐长卿 15 g	山　药 15 g	砂　仁 10 g	白花蛇舌草 20 g
丝瓜络 10 g	鸡血藤 15 g	蝉　蜕 10 g	白鲜皮 15 g
地肤子 15 g	土茯苓 10 g		

14 剂，温水冲服，日 1 剂，分 2 次服。

外用油剂：甘草油。

用时将药油充分振荡摇匀，以棉签蘸取适量药油，外搽于患处，每日 3～5 次。

二诊： 内服 14 剂后，患者述瘙痒减轻，脱屑减少，局部干燥、粗糙较前有所好转，此期祛湿之力可减，重在健脾祛湿、养血润燥止痒。前方去苦参、白花蛇舌草、土茯苓，加用白术 10 g、茯苓 20 g、生薏苡仁 30 g，继续配合甘草油外搽。

三诊： 服药 7 剂后，患者述皮损处皮肤粗糙较前明显好转，脱屑减少，瘙痒好转，此期仍重在健脾除湿、养血润燥。按前方继续服用 7 剂，并且仍配合甘草油外搽。

四诊： 患者述局部皮肤无粗糙、脱屑等，瘙痒等不适皆除，临床告愈。嘱患者再服前方 7 剂巩固疗效，外用油剂可停用。随访 3 个月，患者未述复发。

按语 本例患者病性虚实夹杂，以虚为主。患者皮损发于小腿，气血耗伤，加之气血运行不畅，湿热蕴阻，肌肤失养，故表现为皮损色暗，粗糙肥厚，瘙痒剧烈。四诊合参，该患者证属血虚风燥兼湿热内阻，治疗以养血润燥、祛风止痒、兼顾祛湿为法，方用当归饮子合加味过敏煎加减。李元文教授认为，滋阴养血的同时应重视祛湿药的使用，起到"润燥不助湿，利湿不伤阴"的功效，此为治病求本；患者皮疹粗糙、脱屑、伴瘙痒明显，应润燥止痒，此为治病之标；同时外搽甘草油，促进皮损局部皮肤修复，此为内外兼治。过敏煎为当代中医大家祝谌予教授所拟的方剂，其药物精简，被广泛用于皮肤科疾病的治疗，被称为当代经方。李元文教授根据多年临床心得将其加减，使得该方尤善用于治疗血虚风燥证型的皮肤病。就本例而言，方中柴胡、乌梅、防风为过敏煎，具有疏肝养肝、祛风止痒的功效，加入当归、川芎、丝瓜络、鸡血藤、赤芍、玄参养血润燥，蝉蜕、白鲜皮、地肤子、徐长卿祛风止痒。纵观患者疾病发展全过程，不可忽视其体内湿邪，故加入山药、砂仁健脾燥湿，苦参、白花蛇舌草、土茯苓加强燥湿之力。

甘草油中之生甘草，意在清热解毒燥湿。甘草油可单独使用，也可联合其他疗法使用，如中药热湿敷、封包、氦氖激光照射、神灯照射等疗法，可促进药物透皮吸收、增强药效。特别是封包疗法，若没有过敏现象，每次涂抹后可封包15~20分钟，简单方便，临床疗效颇佳。

二、紫草油

【组成】紫草30 g、芝麻油30 ml。

【功效】凉血，散瘀，软坚。

【临床应用】用于治疗银屑病、玫瑰糠疹、烫火伤等中医辨证属于血热瘀阻证者。

【调剂方法】将30 ml芝麻油放入药杯中，于70 ℃恒温水中热浴备用；将中药颗粒研磨至极细粉（应通过200目筛），分次加入药杯中，同时用玻璃棒顺时针搅拌至混合均匀，然后移出药杯，常温置于阴凉处保存。

【用法用量】用时将药油充分振荡摇匀，以棉签蘸取药油，外搽于患处，每日3~5次。

【方解】本方以紫草一味药物组成，紫草凉血解毒、散瘀消痈，可治疮毒。芝麻油作为载体，具有润泽肌肤、促进痂皮软化脱落的作用。

【现代研究】紫草含有多种萘醌类衍生物（如紫草素、紫草醌等）及多糖类、酚酸类、脂类化学成分，具有抗炎、抗菌、止血、促进疮面愈合、抑制表皮细胞增殖及调节免疫的功效。

【注意事项】 本法应注意在水浴上加热，药粉宜缓缓加入，同时不断搅拌，避免药物结块。对其中药物过敏者勿用。

【应用举例1】

刘某，男，40岁。2020年4月初诊。

主诉： 周身起皮疹伴瘙痒15年，瘙痒加重1周。

现病史： 患者15年前无明显诱因，出现全身满布皮疹，于当地医院就医，被诊断为"点滴状银屑病"，经静脉滴注及外用药物（具体不详）治疗后，皮疹消退，留有色素沉着斑，后病情反复发作，双下肢遗留皮疹融合变成大片，皮损增厚，冬重夏轻，多次于当地医院及私人诊所就诊，被诊断为"银屑病"，先后使用卡泊三醇软膏、他克莫司软膏、青鹏软膏、卤米松软膏及多种不明成分的药膏，稍有缓解，未系统治疗。

刻下症： 双下肢皮疹，瘙痒，口干喜饮，无发热恶寒，纳眠可，小便可，大便2日未行。

查体： 双下肢可见大片暗红色斑块，呈地图形，质硬如额头，高出皮面，扪之碍手，上覆较厚银白色鳞屑，刮之有薄膜现象及点状出血。舌暗红，苔黄腻，脉弦细。

西医诊断： 斑块型银屑病。

中医诊断： 白疕（瘀血阻络证）。

治法： 活血通络，化瘀消斑。

处方：

内治方药：活血解毒汤加减。

当归尾 10 g	姜 黄 10 g	川 芎 15 g	桃 仁 10 g
桂 枝 10 g	茯 苓 20 g	赤 芍 15 g	生黄芪 10 g
拳 参 15 g	土茯苓 30 g	威灵仙 15 g	白花蛇舌草 30 g
徐长卿 15 g	防 风 10 g		

14剂，温水冲服，日1剂，分2次服。

外治方药：紫草油加味。

紫　草30 g　　威灵仙20 g　　苦　参40 g　　芝麻油50 ml

将上述紫草、威灵仙、苦参的中药颗粒研磨至极细粉后置于芝麻油内，混合均匀，用时将药油充分振荡摇匀，以棉签蘸取药油，外搽于患处，每日3~5次。

二诊： 服药14剂后，患者述无新发皮疹，原皮损变薄，颜色变淡，舌红，苔黄、稍厚腻，脉弦细。前方加苍术10 g、砂仁6 g，以健脾化湿。外用药物同前。

三诊： 服药14剂后，患者自觉食欲增加，下肢皮疹明显变薄，原有皮损部分消退，可见正常皮肤，瘙痒明显减轻。效不更方，继服14剂，继以紫草油外用，皮疹大部分消退，继续门诊随诊。

按语 本例患者禀赋不耐，劳累诱发，疫疠之邪入络，伤及脏腑，肺火乃生，素积热毒，化火乃其必然，火伤阴血，皮肤枯槁变本加厉，火为阳邪，熬血成瘀，阻于肌肤而发病。日久皮损呈肥厚红褐色斑块，瘙痒持续不退，为瘀血内阻之象。活血解毒汤为李元文教授应用多年之经验方，用于瘀血阻络、久病入络的斑块型银屑病。方中当归尾、姜黄为君，活血化瘀，理气养血；辅以桂枝茯苓丸协同治疗，去牡丹皮而用川芎，加生黄芪以增强理气活血之效，除瘀以生新复旧；佐以拳参、白花蛇舌草、土茯苓解毒消斑，威灵仙、徐长卿祛风湿、通经络，防风祛风止痒。全方共奏活血化瘀、祛风通络、解毒消斑之功效。临证时需根据情况加减应用：乏力气短者，加生党参、五味子；舌苔厚腻、脘腹胀满者，加苍术、厚朴、砂仁；瘙痒明显者，加全蝎、白蒺藜。在外用药物方面，李元文教授在赵炳南教授经验方紫草油的基础上进行临证加减：皮损红斑鳞屑较厚者者，加入威灵仙20 g、苍术20 g；皮损瘙痒明显者，加入苦参40 g。本案患者病程日久，瘙痒反复，皮损较厚，外用紫草油加威灵仙以通络复旧，加苦参燥湿止痒以加强疗效。若患者皮损干燥且明显伴有裂纹，也可联合使用乳剂，乳剂能有效保持皮肤水分，促进皮肤屏障修复。

【应用举例2】

陈某，男，15岁。2020年4月初诊。

主诉：全身起皮疹伴瘙痒10年，加重3日。

现病史：患者10年前无明显诱因双下肢出现皮肤瘙痒，初发未见皮疹，搔抓后可见抓痕及渗血，未予以重视。随后皮疹反复发作，出现丘疹、结节伴轻度瘙痒，搔抓后可见渗出，外用卤米松乳膏后好转。但多年来病情反复发作，面部皮损面积逐渐增大，累及头面部，躯干及四肢可见散在红斑、丘疹，夏重冬轻，经中药汤剂（具体用药不详）、地塞米松注射液、吡美莫司乳膏等治疗后稍好转。3日前未见明显诱因症状较前加重。

刻下症：全身皮疹，面部尤重，伴剧烈瘙痒，偶有胸闷感，纳可，眠差，大便黏腻，3~4日1行。

查体：躯干及四肢散在暗红色斑片、丘疹、结节，可见少量抓痕，干燥无渗出；面部潮红肿胀，可见黄色渗出液、黄痂、皲裂、抓痕及血痂。舌红，苔白腻，脉濡。

西医诊断：特应性皮炎。

中医诊断：四弯风（血热炽盛、湿邪阻络证）。

治法：清热凉血，利湿止痒。

处方：

内治方药：凉血解毒汤加减。

水牛角 15 g	生槐花 10 g	赤　芍 15 g	牡丹皮 15 g
黄　连 10 g	黄　芩 10 g	大　黄 3 g	白花蛇舌草 30 g
栀　子 10 g	淡竹叶 10 g	石　膏 15 g	生薏苡仁 15 g
苍　术 10 g	白鲜皮 30 g	地肤子 30 g	生甘草 10 g
防　风 10 g			

7剂，温水冲服，日1剂，分2次服。

外治方药：紫草油加味。

紫　草 30 g　　苦　参 40 g　　芝麻油 40 ml

将上述颗粒剂研磨至极细粉后置于芝麻油内，混合均匀，用时将药油充分振荡摇匀，以棉签蘸取药油，外搽于患处，每日 3～5 次。

二诊： 服药 7 剂后，患者述躯干及四肢原有斑片、丘疹、结节较前变平变暗，无抓痕，干燥无渗出，面部潮红肿胀较前较轻，黄色渗出液较前减少，夜间瘙痒减轻。前方加苦参 15 g、陈皮 10 g，以加强清热燥湿之力。

三诊： 服药 7 剂后，患者述躯干及四肢皮疹较前减轻，面部潮红肿胀较前减轻，无渗出，脱屑、皲裂较前减少，仍有夜间瘙痒。舌淡红，苔白腻，脉濡。前方加茯苓皮 15 g、冬瓜皮 15 g、车前草 15 g、忍冬藤 15 g、首乌藤 15 g。服药 3 剂后，患者皮疹基本消退，瘙痒明显减轻。继服 7 剂巩固治疗。随访 1 个月，患者未述复发。

按语 本例患者皮疹来势较急，热入血分，予以凉血解毒汤加减。凉血解毒汤是李元文教授在犀角地黄汤基础上结合临证化裁而来，方中水牛角为君药，清热凉血；生槐花、赤芍、牡丹皮为臣药，凉血散瘀；佐以白花蛇舌草清热解毒，苍术、生薏苡仁健脾化湿，白鲜皮、地肤子燥湿祛风止痒，栀子、黄连、石膏清泻心火，淡竹叶、石膏、生甘草、防风疏散面部之热邪，黄连、黄芩、栀子、大黄清泻阳明湿热。二诊热势已退，治法应加重清热燥湿之功，以祛余邪。三诊苔仍白腻，故加用茯苓皮、冬瓜皮、车前草，以增加祛湿之力，配伍忍冬藤、首乌藤疏通经脉，速使皮肤修复。李元文教授在治疗特应性皮炎急性期时强调心脾同治，尤其对精神紧张、睡眠较差者，更应重视养心安神，心火旺者可配伍栀子、黄连、莲子心清泻心火；眠差轻者可配伍远志、合欢花宁心安神，眠差重者可配伍生龙骨、生牡蛎重镇安神。此外，本病具有一定的遗传性，李元文教授认为本病患者多为先天不足，治疗中重视健脾以补养先天不足，同时选用紫草油外用，并加入苦参 40 g，在清热活血化瘀的基础上，加强止痒祛风之力，内外结合治疗特应性皮炎，临床效果显著。

紫草油可单独外用，也可联合其他疗法使用，如联合内服中药或联合中药热敷、湿敷，在中药热敷、湿敷结束皮肤干燥后，将紫草油涂抹于皮损处。紫草油适用于银屑病、玫瑰糠疹、烫火伤等疾病的急性期和慢性期，具有清热凉血的作用，可缓解瘙痒、灼热等症状；还具有散瘀软坚的作用，可治疗斑块、鳞屑等症状。另外，紫草油外用联合应用局部物理治疗，如封包、氦氖激光、神灯、走罐、拔罐等，可促进药物透皮吸收、增强药效。

第五节　膏　剂

一、青黛止痒软膏

【组成】青黛20 g、石膏30 g、关黄柏30 g、苦参30 g。

【功效】清肝泻火，燥湿止痒。

【临床应用】用于治疗湿疹、银屑病、神经性皮炎等中医辨证属湿热证者。

【调剂方法】将上述药物颗粒研磨，研碎混匀，过100目筛，另取橄榄油745.5 g，加入蜂蜡74.5 g，加热使其熔化，待冷至40～50 ℃时，加入上述细粉，搅匀，分装，即得。

【用法用量】根据皮损面积大小选取相应指尖单位①膏体后，均匀涂抹至皮损处，每日2次。

【方解】青黛，味咸、性寒，具有清肝泻火、燥湿解毒、凉血消斑之功，为君药；石膏辅佐君药增强燥湿敛疮生肌之效，为臣药；关黄柏、苦参助君药加强清热燥湿止痒之功，为佐药。诸药合用，共奏清肝泻火、燥

---

① 一指尖单位是药物挤出后从食指指尖覆盖到第一指间关节的软膏或乳膏的量，相当于1 g软膏剂量。一指尖单位的用量可覆盖两个手掌大小的面积。

湿止痒之功。

【现代研究】青黛含有靛蓝、色胺酮等成分，具有抗菌、抗炎、镇痛的作用。石膏具有抗菌、促进新生毛细血管生成及成纤维细胞增殖等生肌作用。苦参含有苦参碱和氧化苦参碱等 20 多种生物碱，具有抗过敏、抗菌抗炎的作用。关黄柏主要成分为盐酸小檗碱、黄柏碱等，具有抗菌、免疫调节等作用。

【注意事项】本法应注意在水浴上加热，药粉宜缓缓加入，同时不断搅拌，避免药物结块。对组成药物过敏者勿用。置于阴凉处保存。

【应用举例1】

刘某，女，50 岁。2020 年 4 月初诊。

主诉：双手手指及手掌面皮疹伴瘙痒 3 日。

现病史：患者 3 日前未见明显诱因双手手指及手掌皮肤出现红斑，上有水疱，抓破流液，瘙痒剧烈，遇热后加重。

刻下症：心烦易怒，口干，口渴，纳差，眠可，小便黄，大便干。

查体：双手手指及手掌皮肤潮红，上有水疱，部分水疱融合成片，渗出，抓痕明显，舌红，苔黄腻，脉数。

西医诊断：急性湿疹。

中医诊断：湿疮（湿热蕴肤证）。

治法：清热利湿，祛湿止痒。

处方：

内治方药：消风散加减。

荆　芥 10 g	防　风 10 g	蝉　蜕 10 g	苦　参 10 g
苍　术 10 g	知　母 10 g	赤　芍 15 g	牡丹皮 15 g
当　归 10 g	生甘草 6 g	生白术 10 g	茯　苓 20 g
生槐花 15 g	生石膏 20 g	淡竹叶 10 g	冬瓜皮 20 g
僵　蚕 10 g			

7 剂，温水冲服，日 1 剂，分 2 次服。

外治方药：

苦　参 20 g　　黄　柏 20 g　　马齿苋 20 g　　地肤子 20 g

7剂，日1剂。取纯净水 200 ml 煮沸后，将上述药物颗粒兑入，搅匀溶解，待凉后外用。取能完全覆盖患处的大纱布5层，沾湿药液，轻拧纱布以不滴水为度，敷于患处，5分钟更换敷料，30分钟为1次，每天1～2次。

二诊： 服药7剂后，患者述皮疹颜色变淡，瘙痒减轻，纳食增加，舌苔转薄。上方生石膏减半，减轻其清热之力，以顾护脾胃之阳；并予柴胡10 g、陈皮10 g、香附10 g，增强疏肝行气解郁之力。外用中药颗粒湿敷后，渗出明显减少，改用青黛止痒软膏以燥湿止痒，加强局部疗效。

三诊： 继服药7剂，皮疹完全消失。随访3个月未复发。

按语 李元文教授认为，风、热、湿、瘀、虚为湿疹的主要病因，急性期应注重利湿，临床可从淡渗利湿（茯苓）、健脾化湿（白术）、芳香化湿（砂仁）、温化水湿（附子）、通络活血利湿（三七、水蛭、桃仁、桂枝）等方面治疗，均可取得较好疗效。在此运用消风散加减，方中荆芥、防风、蝉蜕疏风透邪、消疹止痒，苦参清热燥湿止痒，知母清热泻火除烦，赤芍、牡丹皮凉血和营泄热，活血散瘀，收化斑之效，加生石膏、淡竹叶清热生津、除烦止渴，苍术、白术、茯苓健脾益气燥湿，当归养血活血润燥，生槐花清热凉血，冬瓜皮消肿利尿，僵蚕祛风通络散结，生甘草解毒和中、调和诸药。李元文教授还强调应辨别皮损特点，应用药物凉血而不滞血，润燥而不滋腻，活血而不散血。血热、血燥、血瘀可相互转化，三者往往同时存在，以一种为主，治疗需有所侧重，并三方兼顾。在急性期渗出比较明显时，采用中药颗粒进行湿敷，发挥清热解毒渗湿的作用，后期渗出明显减少时，改用青黛止痒软膏，使药物直达病所，继续发挥清热利湿、疏风止痒的作用。临证时应避免接触自身可能的诱发因素，避免各种外界刺激。

【应用举例2】

郭某，女，25 岁。2020 年 4 月初诊。

主诉：颈后、双踝伸侧反复皮疹 6 个月。

现病史：患者半年前在颈后、双踝伸侧出现皮疹，皮肤瘙痒剧烈，夜间尤甚，搔抓明显，自诉压力较大，生活作息不规律，经常熬夜；曾应用卤米松软膏、复方丙酸氯倍他索等药物治疗，病情有所缓解，但反复发作。

刻下症：性情急躁易怒，瘙痒时作，自觉口苦，大便溏泄不调。

查体：颈后、双踝伸侧可见苔藓样斑片，淡褐色，皮损较肥厚。舌红，苔厚腻，脉弦数。

西医诊断：神经性皮炎。

中医诊断：牛皮癣（肝郁脾虚证，夹湿热）。

治法：疏肝健脾，清热除湿。

处方：

内治方药：防风通圣散加减。

防 风15 g	栀 子5 g	赤 芍6 g	连 翘12 g
炙甘草3 g	远 志6 g	石菖蒲6 g	生石膏30 g
滑 石10 g	薄 荷3 g	黄 芩10 g	苍 术6 g
生白术3 g	陈 皮10 g	柴 胡10 g	茯 苓10 g

7 剂，温水冲服，日 1 剂，分 2 次服。

外用膏剂：青黛止痒软膏。

根据皮损面积大小取相应指尖单位药膏，在局部均匀涂抹后，轻揉 2~3 分钟，每日 2 次。

二诊：服药 7 剂后，患者述皮疹颜色变淡，肥厚较前减轻，瘙痒减轻，纳食增加，舌苔转薄。上方去生石膏，减轻其清热之力，以顾护脾胃之阳。继以青黛止痒软膏外用，每日 2 次。

三诊：服药 21 剂，皮疹完全消失。随访 3 个月未复发。

按语 本例患者平素性情急躁，加之压力较大，肝气郁结，木克脾土，脾虚失运，湿浊内生，日久化热，导致出现淡褐色片状皮损，皮损粗糙肥厚，剧痒时作，夜间尤甚，伴大便不爽，舌红，苔厚腻，脉弦数。李元文教授认为，本病以肝气郁滞为标，以脾胃湿热为本，劳逸、情志伤脾，饮食不节伤胃，虽然临床表现以实象为主，但往往存在脾胃功能减弱、失于健运的病理基础。常在健脾除湿的同时，佐以疏肝行气之品，予防风通圣散加减，方中防风祛风止痒，栀子、连翘、黄芩清热解毒，赤芍活血，滑石、生石膏清热除湿；炙甘草、苍术、生白术、茯苓健脾益胃，共奏清热利湿、健脾和胃之功。并予柴胡、陈皮疏肝行气解郁，远志、石菖蒲宁心神、养心血，薄荷辛散以散肝气。方中加生白术，但仅用3 g，以助脾胃健运，同时也有防止苦寒燥湿之品伤及脾胃阳气之意。

　　将病例1和病例2的患者皮损进行对比，病例1湿疹处于急性期，渗出比较明显，使用湿敷的方法，能够有效地抑制渗出；病例2病程较久，皮损较为肥厚，膏剂可发挥清热解毒、润肤止痒的作用。外用药物为青黛止痒软膏，青黛，味咸、性寒，具有清肝泻火、燥湿解毒、凉血消斑之功，为君药；石膏增强燥湿敛疮生肌之效，为臣药；关黄柏、苦参助君药加强清热燥湿止痒之功，为佐药。诸药合用，共奏清肝泻火、燥湿止痒之功。青黛止痒软膏可单独使用，于皮损处涂抹。在使用青黛止痒软膏时可用指腹在局部轻揉2~3分钟，促进药物吸收；亦可联合局部物理治疗，例如封包，涂抹软膏后，用保鲜膜封包15~20分钟；或涂抹后，进行氦氖激光、神灯的照射，可促进药物透皮吸收、增强药效；或在局部通过针刺、梅花针、火针刺激后使用，增强局部血液循环，促进皮肤修复。

二、 黄连膏

　　【组成】黄连20 g、当归尾15 g、黄柏10 g、生地黄30 g、姜黄10 g。

　　【功效】清热除湿，凉血消肿。

　　【临床应用】用于治疗湿热诸毒初起红肿热痛者。

【调剂方法】 将 30 g 医用凡士林和 1 g 蜂蜡放入药杯中，于 70 ℃ 恒温水中热浴备用；将颗粒配方研磨成极细粉（应通过 200 目筛），分次加入药杯中，同时用玻璃棒顺时针搅拌至药物和凡士林、蜂蜡混合均匀，制成膏剂，然后移出药杯，常温保存。

【用法用量】 根据皮损面积大小选取相应指尖单位膏体后，均匀涂抹至皮损处，每日 2 次。

【方解】 黄连、黄柏清热燥湿，泻火解毒，尤善治疗疗毒；当归尾辛行温通，为活血行瘀之良药；生地黄清热凉血；姜黄破血行气，通络止痛，外用行肿疡之瘀滞。

【现代研究】 黄连主要成分是小檗碱，对金黄色葡萄球菌有一定的抑制作用，可通过增强白细胞的吞噬能力发挥抗炎作用。生地黄含有梓醇、地黄素、多种氨基酸和多糖等成分，具有抗炎、降糖、降脂、止血等作用。当归尾含有阿魏酸、多种挥发油和多糖等成分，可增强机体免疫力、抑制炎症后期肉芽组织增生。黄柏、姜黄成分包括黄酮类、三萜类、生物碱类，对革兰氏阴性菌和革兰氏阳性菌均具有一定的抑制作用，亦可通过抑制炎症因子发挥抗炎作用。

【注意事项】 皮损破损者，先用碘伏消毒患处，再用无菌医用棉签或无菌毛笔蘸少许膏体均匀涂抹至皮损处。皮肤感染或有溃疡、皮肤过敏者禁止使用。高温潮湿环境，注意防止膏体霉变。

【应用举例 1】

李某，女，30 岁。2020 年 5 月初诊。

主诉： 全身皮疹发作伴瘙痒 5 日。

现病史： 5 日前，患者咽部疼痛后，在肘、膝、腹、背等部位出现鲜红色斑点，部分融合成片，凸起明显，上有鳞屑，瘙痒明显，搔抓后有出血点，患者述 5 年前曾出现同样的皮疹，数量较少未予重视，自行缓解。

刻下症： 全身皮疹，瘙痒明显，鳞屑明显，口干舌燥，咽部疼痛，心烦易怒，小便黄，大便干。

查体：斑点呈鲜红色，部分融合成片，鳞屑较多，瘙痒剧烈。舌红，苔薄黄，脉弦滑。

西医诊断：银屑病。

中医诊断：白疕（血热内蕴证）。

治法：清热凉血，解毒消斑。

处方：

内治方药：凉血解毒汤加减。

水牛角 15 g	生槐花 10 g	赤 芍 15 g	牡丹皮 15 g
板蓝根 15 g	牛蒡子 10 g	拳 参 15 g	白花蛇舌草 30 g
威灵仙 10 g	苍 术 10 g	天 冬 10 g	生薏苡仁 15 g
麦 冬 10 g	连 翘 10 g	金银花 10 g	大 黄 10 g

14 剂，温水冲服，日 1 剂，分 2 次服。

外用膏剂：黄连膏。

根据皮损面积大小选取相应指尖单位膏体后，均匀涂抹至皮损处，每日 2 次。

二诊：服药 14 剂后，患者述皮损颜色较前变淡，瘙痒有所缓解，便秘症状得以明显改善，鳞屑仍较多，前方去大黄，加当归 10 g、白芍 10 g 以养血润燥，继以黄连膏外用。

三诊：服药 14 剂后，未再出现新发皮损，原有皮损部分消退，瘙痒症状明显缓解，鳞屑明显减少，咽痛明显缓解，前方去牛蒡子、连翘，加生白术 10 g、山药 15 g，以健脾和胃。外用药同前。

四诊：服药 14 剂后，患者皮损大部分消失，瘙痒明显减轻，仅存少量鳞屑。效不更方，继续服药 14 剂，门诊随诊。

按语 本例患者属典型的血热内蕴型银屑病，青年女性，平素性情烦躁易怒，机体蕴热偏盛，心火内生，加之外感邪气，入里化热，内外之邪相合，蕴于血分发为本病。李元文教授治疗本病，在结合证型用药的同时，强调解毒之力要贯穿疾病始终，血热证银屑病多以凉血解毒汤为主方进行加减，本方从犀角地黄汤化裁而来，方中水牛角替代犀角清热凉血，生槐花、赤芍、牡丹皮凉血散瘀，板蓝根、牛蒡子清解咽部毒热，白花蛇舌草、拳参清热解毒化斑，威灵仙疏通经络，苍术、生薏苡仁健脾化湿，天冬、麦冬滋阴润燥，加少量大黄通腑、泻热、解毒。全方共奏清热凉血、解毒化斑之功。加之患者有外感表现，予连翘、金银花疏风解毒，从表祛邪。黄连膏中黄连、黄柏清热燥湿、泻火解毒，当归尾、生地黄、姜黄清热凉血、活血行瘀，药物直达病所，发挥清热凉血解毒之力。

【应用举例2】

张某，男，45岁。2020年5月初诊。

主诉： 肛门周围皮肤瘙痒、胀痛3日。

现病史： 3日前，患者生闷气饮酒后肛门周围出现皮肤瘙痒、胀痛，自行使用马应龙痔疮膏，未见明显缓解。

刻下症： 肛门周围皮肤瘙痒、胀痛，有潮湿感，头重脚轻，口黏，小便黄，大便黏腻不爽，眠可，纳差。

查体： 肛门周围皮肤红肿，散在抓痕，未见肿物。舌红，苔黄腻，脉滑数。

西医诊断： 肛周湿疹。

中医诊断： 肛周湿疮（湿热下注证）。

治法： 清利肝胆湿热。

处方：

内治方药：龙胆泻肝汤加减。

龙胆草15g	栀　子10g	黄　芩10g	车前子15g
茵　陈15g	柴　胡10g	薏苡仁30g	赤小豆20g
苦　参10g	黄　柏10g	牛　膝10g	生槐花15g
金钱草15g	白　术10g	茯　苓10g	

7剂，温水冲服，日1剂，分2次服。

外用膏剂：黄连膏。

根据皮损面积大小选取相应指尖单位膏体后，均匀涂抹至皮损处，每日2次。

二诊： 内外配合用药7剂后，患者述瘙痒、胀痛明显减轻，红肿较前明显好转。治疗上仍应重视清利肝胆湿热，守上方，继续内外合治。

三诊： 继续内外配合用药7剂后，患者述诸不适症状消失。随诊1个月，未见复发。

▨**按语** 肝性喜条达舒畅，患者为中年男性，喜饮酒，嗜食肥甘，湿热内生，损伤脾胃，加之情绪不畅，肝气生发条达之性被抑制，中医认为肝主疏泄，肝气被抑，则机体气机失于条畅，湿邪郁而生热，发为肛周湿疹。肛周属于肝经循行部位，患者局部瘙痒明显，皮肤潮红，结合患者舌脉之象，辨证属肝胆湿热下注证，治疗上应重在清利肝胆湿热。拟方为龙胆泻肝汤加减。方中龙胆草、栀子、车前子、茵陈、生槐花、金钱草清利肝胆湿热，黄芩、苦参、黄柏清热燥湿止痒，牛膝引湿热下行，柴胡引诸药入肝经直达病位，薏苡仁、赤小豆、白术、茯苓健脾淡渗利湿。患处为肛周，局部肿痛明显，可加用外用膏剂，内外合治，加强清热利湿、止痛止痒之效。据现代药理研究证实，黄连膏所含中药具有抑制炎症因子的作用，特别是在肛周此特殊位置，因排泄物刺激，容易引发感染，黄连膏可发挥较强抗感染的作用，同时清热除湿，凉血消肿。

黄连膏可在单独使用的基础上，联合中药内服或湿敷，常在内服中药的基础上，或是在中药湿敷结束皮肤干燥后，涂抹于皮损处。在使用黄连膏前，应注意局部皮肤的清洁和消毒。

黄连膏外用可联合局部物理治疗，例如治疗痤疮、毛囊炎，配合耳尖放血疗法，增强清热之力；治疗湿疹时，涂抹后使用氦氖激光、神灯照射，可促进药物透皮吸收，增强抗炎、清热解毒消肿等药效。

三、 通络止痛膏（疱疹止痛膏）

【组成】 川乌10 g、草乌10 g、附子10 g、花椒10 g、细辛3 g、鸡血藤

30 g、透骨草 10 g、薄荷 10 g。

【功效】温经通络，化瘀止痛。

【临床应用】用于治疗带状疱疹结痂后或带状疱疹后遗神经痛等中医辨证属寒凝气滞血瘀证者。

【调剂方法】将 25 g 医用凡士林和 0.5 g 蜂蜡放入药杯中，于 70 ℃恒温水中热浴备用；将颗粒配方研磨成极细粉（应通过 200 目筛），分次加入药杯中同时用玻璃棒顺时针搅拌至药物和凡士林、蜂蜡混合均匀，制成膏剂，然后移出药杯，常温保存。

【用法用量】先用碘伏消毒患处，根据皮损面积大小选取相应指尖单位膏体后，均匀涂抹至皮损处。

【方解】方中川乌、草乌大辛大热，具有温经止痛、祛风除湿的功效，为君药；附子、花椒加强温经散寒、通络止痛的作用，共为臣药；鸡血藤活血补血、活络止痛，透骨草舒筋活血、散瘀消肿、解毒止痛，薄荷辛凉，反佐上述药物，以防辛温太过，同时可发散结滞之气，消肿止痛，共为佐药；细辛辛温走窜，温经通络，引药直达经络，为使药。诸药合用，共奏温经止痛、化瘀通络之效。凡士林、蜂蜡作为药物膏剂的载体，同时外涂还可促进痂皮脱落，封包皮损，使药物持续发挥功效。

【现代研究】川乌、草乌、附子的代表性成分为乌头碱，有明显的抗炎、镇痛作用。细辛挥发油具有解热、镇痛、抗炎和麻醉作用，可抑制过敏介质释放，并对革兰氏阳性菌、伤寒杆菌及多种真菌有一定的抑制作用。花椒具有镇痛抗炎作用，其挥发油对多种皮肤癣菌和深部真菌有一定的抑制和杀灭作用，并能杀疥螨等。透骨草具有抗炎镇痛、抗过敏等作用。薄荷外用能刺激神经末梢冷感受器而产生冷感，并具有消炎、止痛、止痒、局部麻醉和抗刺激作用。鸡血藤水提剂及酊剂有明显的抗炎、抗病毒作用。

【注意事项】过敏体质或对其中中药成分过敏者禁止使用。高温潮湿环境，注意防止膏体霉变。

【应用举例1】

吴某，男，71岁。2020年4月初诊。

主诉： 右胸背部疼痛1个月余。

现病史： 患者诉1个月前无明显诱因，右胸背部出现成片的水疱，疼痛剧烈，于当地医院诊断为"带状疱疹"，经治疗（具体用药不详）皮疹消退，但疼痛不减，反而加重，难以忍受。

刻下症： 心烦口苦，咽干乏力，夜间痛甚，难以安眠，食纳不香，大便干结排出无力，小便黄赤。

查体： 右侧胸、胁、背部皮肤可见深褐色色素沉着，呈带状分布。舌暗红，苔白黄相间，脉细滑。

西医诊断： 带状疱疹后遗神经痛。

中医诊断： 蛇串疮（气滞血瘀证，兼余毒未清）。

治法： 活血化瘀，清解余毒。

处方：

内治方药：补阳还五汤加减。

当　归 20g	生地黄 15g	赤　芍 15g	延胡索 10g
川楝子 10g	桃　仁 10g	红　花 10g	川　芎 10g
枳　壳 10g	地　龙 10g	全　蝎 6g	黄　芪 60g
拳　参 15g	徐长卿 15g	丝瓜络 15g	首乌藤 15g
生甘草 10g	白　芍 30g	茵　陈 15g	土茯苓 15g
生白术 15g	珍珠母 30g	龙胆草 6g	

7剂，温水冲服，日1剂，分2次服。

外治方药：

川　乌 30g	细　辛 3g	丹　参 30g	肉　桂 10g
白　芷 30g	川　芎 30g		

7剂，温水调，局部湿敷，日1剂，每日2次。

外用膏剂：通络止痛膏。

每日湿敷结束约20分钟后，涂抹皮损疼痛处，每日2~3次，配合氦氖激光照射治疗。

二诊：服药7剂后，患者述夜间疼痛减轻，口苦症状减轻，大便干结好转，原方去龙胆草、茵陈，加炒酸枣仁30 g。继服7剂。外用药物同前。

三诊：服药7剂后，患者述疼痛不影响日常生活，睡眠可。为巩固疗效，前方加薏苡仁30 g、生地黄15 g，服药后患者疼痛减轻，要求出院。出院后患者停用口服中药，外用通络止痛膏序贯治疗，未再复诊。1个月后随访，患者述疼痛控制满意。

按语 该患者就诊时因余热未清，邪毒瘀阻于经络，致气血凝结不通，虽病有月余，但观其舌脉诸症，为虚实夹杂之象。因此治以补阳还五汤合清热解毒之品。补阳还五汤可行血分之瘀滞，行气分之郁结，活血而不伤正，祛瘀而生新。加入清热解毒利湿之龙胆草、茵陈、土茯苓，丝瓜络、首乌藤通络之余尚可安神，虫类药物涤邪通络。

外治药物选择方面，李元文教授认为，气滞血瘀证中疼痛的治疗除遵循活血化瘀、通络止痛的主要治则外，当重视温阳药物的选择。故在外治时选用辛散、温通之品，采用温阳通络法辅助治疗。

通络止痛膏可单独使用，亦可联合其他疗法使用。如本案患者住院时，在中药热湿敷结束皮肤干燥后，于神经分布区域外用通络止痛膏。出院后停服中药，单用通络止痛膏继续治疗，效果颇佳。

通络止痛膏外用后可联合局部物理治疗，如氦氖激光、拔罐、走罐等，以促进药物透皮吸收、增强药效。

【应用举例2】

何某，男，68岁。2019年3月初诊。

主诉：双侧足踝紫红斑5个月，加重1个月。

现病史：患者5个月前天气转冷后双侧足踝部变紫，呈花斑样改变，遇冷疼痛，得暖则痒，未诊治。1个月前患者双侧足踝紫红斑加重，有暗红色皮疹，破溃并出现散在血痂及溃疡，伴有局部麻木感，现为求进一步治疗遂来我院就诊。

刻下症：双侧足踝后外侧出现紫红色斑，散在暗红色水肿性丘疹，部分中央为水疱，破溃后散在血痂，局部麻木，不影响行走，伴畏寒肢冷，腰膝酸痛，口干口苦，双眼干涩，腹痛腹胀，食纳一般，大便偏稀。

查体：双侧踝部可见数个核桃大小紫红色斑块，略高出皮面，压之不褪色，散在绿豆至黄豆大小的暗红色皮疹，部分中央为水疱和虹膜样斑，破溃处结痂及网状青斑，无水肿，无压痛，局部触之肤温较低。舌淡暗，边尖红，苔腻微黄，脉沉细。

西医诊断：寒冷性多形红斑。

中医诊断：寒疮（上热下寒、寒凝血滞证）。

治法：寒热并用，活血通络。

处方：

内治方药：乌梅丸加味。

人　参10g	干　姜10g	附　子10g	花　椒3g
乌　梅10g	黄　连10g	牛　膝15g	地　龙15g
黄　芪10g	桂　枝10g	白　芍15g	当　归15g
黄　柏10g	细　辛3g	金银花15g	

14剂，温水冲服，日1剂，分2次服。

外治方药：

| 艾　叶30g | 蛇床子30g | 当　归30g | 细　辛10g |

14剂，温水化开，日1剂，泡洗患处，15～20分钟。

外用膏剂：通络止痛膏。

每日泡洗结束后，于皮损处外用，每日2次。

二诊：2周后复诊，红斑色淡，皮疹消退，局部遗留暗褐色色素沉着，其上散在大小不等的瘀点和瘀斑，糜烂处结痂变平，患者畏寒减轻。继服前方，外用药物同前。1个月后患者来诊，红斑及丘疹消退，仅遗留色素沉着，肤温正常。

按语 患者表现为寒冷性的多形红斑及紫癜样皮疹，中医诊断可将其归于"寒疮"范畴，此病常为内部阳虚不能温养四末，外有寒邪客于血脉之中，脉络收引，血流不畅，瘀于肢端，故论治多以虚、寒、瘀立法。此案中李元文教授从整体出发，审证求因，辨而治之。

　　患者冷热并见，上有口干、口苦，双眼干涩，舌边尖红，苔微黄之热象，下有畏寒肢冷，腰膝酸痛，大便稀溏之寒象。结合舌淡暗，脉沉细，辨为上热下寒兼有脾虚血瘀之证。该证表现为寒热并作，虚实并存，故投寒热并治、邪正兼顾之乌梅丸调和寒热、温中补虚，同时佐以活血通络之品。辨证精准，用药合理。

　　在外用方面，局部同时使用洗方温行气血，并外涂通络止痛膏温经化瘀通络，既温且通。内外合治，寒热并用，攻补兼施，收效颇佳。

　　通络止痛膏具有明显的温经通络、化瘀止痛功效，对于具有寒邪凝滞、瘀血阻络特点的皮损尤为适宜。此外，针对此类型皮肤疾患，加用热烘疗法效果更好。但应注意，糜烂、渗出及分泌物较多的皮损忌用热烘法。

四、 四黄膏

【组成】大黄 10 g、黄芩 10 g、黄连 10 g、黄柏 10 g。

【功效】清热解毒，消肿。

【临床应用】用于治疗一切阳性肿毒。

【调剂方法】将 15 g 医用凡士林和 0.5 g 蜂蜡放入药杯中，于 70 ℃恒温水中热浴备用；将颗粒配方研磨成极细粉（应通过 200 目筛），分次加入药杯中，同时用玻璃棒顺时针搅拌至药物和凡士林、蜂蜡混合均匀，制成膏剂，然后移出药杯，常温保存。

【用法用量】先用碘伏消毒患处，根据皮损面积大小选取相应指尖单位膏体后，均匀涂抹至皮损处。

【方解】大黄外用可清热泻火、消肿解毒、活血化瘀、凉血止血，广泛用于治疗痈疡肿毒、烫火伤等皮肤病，为君药；黄芩、黄连、黄柏均味苦、性寒，具有清热燥湿、泻火解毒之功，临床常相互配伍使用，共为臣药。四药相须为用，共奏清热解毒消肿之功效。

【现代研究】 大黄有抗感染作用，对多种革兰氏阳性菌和革兰氏阴性菌均有抑制作用，其中最敏感的为葡萄球菌和链球菌。黄芩对革兰氏阳性菌及革兰氏阴性菌有不同程度的抑制作用。黄连中所含的小檗碱对多种细菌、真菌及各型流行性感冒病毒均有抑制作用。黄柏所含小檗碱、药根碱等生物碱，对金黄色葡萄球菌、大肠埃希菌、溶血性链球菌等细菌以及白色念珠菌、犬小孢子菌等真菌具有较强抑制作用。

【注意事项】 过敏体质或对其中中药成分过敏者禁止使用。高温潮湿环境，防止膏体霉变。

【应用举例1】

王某，男，53岁。2019年8月初诊。

主诉： 后颈部红肿疼痛伴发热5日。

现病史： 患者5日前开始自觉后颈部生一小疙瘩，有痒痛感，未予重视，后疼痛加重，局部明显红肿，触之温度较高，伴发热，体温最高达38.5℃，口渴，大便干。

刻下症： 颈部肿块，自觉疼痛，伴发热、头痛、口渴，无咽痛，觉恶心、乏力，小便尚调，大便干，1~2日1行。

查体： 体温38.2℃；后颈部肿物约2 cm×1 cm，红肿明显，触之质硬，局部皮温较高。舌边尖红，苔白，脉弦数。

西医诊断： 颈部疖肿。

中医诊断： 疖病（风热上攻、热毒结聚证）。

治法： 疏风清热解毒。

处方：

内治方药：银翘散加减。

金银花30 g　　连　翘30 g　　野菊花10 g　　牛蒡子10 g

荆　芥 10 g	豆　豉 10 g	芦　根 15 g	桔　梗 10 g
薄　荷 10 g	生甘草 10 g	黄　芩 15 g	葛　根 20 g
知　母 10 g	牡丹皮 10 g	决明子 10 g	

7剂，温水冲服，日1剂，分2次服。

外用膏剂：四黄膏。

膏体覆盖整个皮损处，厚涂，厚度约2 mm，每日2~3次。

二诊： 用药7日后，患者述颈部结块肿势明显见消，发热及头痛症状减轻，大便好转，口渴未减。上方加天花粉10 g、麦冬10 g，继服7剂。外用药物同前。

三诊： 用药7日后，患者述肿块消，诸症皆平。嘱患者注意皮肤清洁，少食肥甘厚味之品，后未再复诊。

按语 本例患者发病较急，因风热火毒上攻，热毒结聚于后颈部而发为疖肿，表现为明显的红肿热痛，触之质硬，中医辨证认为邪在上焦卫分之间，尚未深入，故治以辛凉透解、清热解毒，方以银翘散为主方。因有疮疡肿毒，故在重用金银花、连翘的基础上再加野菊花、黄芩等苦寒之品，以清热解毒疗疮。药证相合，病必痊愈。

在外用药物方面，考虑患者疖肿仍在初期，故采用消法使尚未成脓的肿疡得到消散，选择四黄膏外敷厚涂，药物直达病所，可针对热毒蕴结的病因病机，发挥消散热毒、散肿止痛的效果，因而可以快速有效地减轻患者疼痛、改善症状，提高临床疗效。

【应用举例2】

于某，女，22岁。2019年11月初诊。

主诉： 面部起皮疹3年，加重1个月。

现病史： 患者3年前无明显诱因面部起红色丘疹，数目逐渐增多，经多方治疗后，皮疹反复发作，病情时轻时重，近1个月来患者面部皮疹增多，自觉痒痛，遂来就诊。

刻下症： 面部散在红色丘疹、脓疱、淡红色结节及色素沉着，主要分布于前额、两颊及口周，头面及胸背部皮脂分泌旺盛。患者诉平素喜甜食，自觉口苦，脘腹胀闷，小便黄，大便黏滞不爽，2~3日1行。舌红，苔黄厚腻，脉滑数。

查体：前额、两颊、口周、鼻唇沟及胸前区可见大量大小不等的丘疹及脓疱，色红，伴有暗红色结节及色素沉着，局部油脂溢出，毛孔粗大。舌红，苔黄厚腻，脉滑数。

西医诊断：痤疮。

中医诊断：粉刺（湿热蕴结证）。

治法：清热除湿解毒。

处方：

内治方药：消痤汤加减。

枇杷叶 10 g	生侧柏叶 10 g	桑白皮 10 g	地骨皮 10 g
苍　术 10 g	白　术 10 g	茯　苓 20 g	陈　皮 10 g
半　夏 9 g	生薏苡仁 15 g	枳　壳 10 g	黄　芩 15 g
黄　连 6 g	生山楂 20 g	荷　叶 10 g	白花蛇舌草 30 g
皂角刺 10 g	白　芷 10 g		

14 剂，温水冲服，日 1 剂，分 2 次服。

外用膏剂：四黄膏。

常规洁面后，均匀涂抹患处，每晚 1 次，晨起洗净。

二诊：用药 2 周后，患者述近期压力大，部分皮疹消退，局部色沉明显，自觉面部出油较前减少，腹胀及二便情况有所缓解，仍觉口苦，有乏力感，善太息。舌边尖红，苔腻转薄，脉弦滑。原方加香附 10 g、郁金 10 g、生黄芪 10 g、玫瑰花 10 g、丹参 15 g，继服 14 剂。外用药物同前。

三诊：2 周后再次复诊，患者述面部皮疹大部分消退，可见少许粉刺及红色丘疹，色沉较前变淡。口苦缓解，近期情绪尚可，二便调。原方黄芩用量减至 10 g，去黄连，继服 14 剂。外用药物同前。后期逐渐调理而愈。

本案患者平素喜甜食，甜食易生湿化热，湿热互为蕴结，熏于面部，发为痤疮；湿热上蒸于口，故觉口苦；湿热蕴结，气行不畅，故脘腹胀闷；湿热内蕴肠道，而致大便黏滞不爽；舌红、苔黄厚腻、脉滑数为湿热之象。本案病位在肺、脾，病性属实，证属湿热蕴结，治疗宜清热除湿解毒。李元文教授自拟方消痤汤，具有清解肺胃、健脾化湿的功效，再加入生薏苡仁、枳壳理气化湿，荷叶清热消脂，白芷引药上行、清热消肿。二诊患者湿热之象有所缓解，但气滞明显，故于原方基础上加入行气解郁、活血化瘀之品。病久或用药日久易伤脾胃，故后期减少苦寒药物，以顾护正气。患者局部热象明显，故选用四黄膏局部外涂，以清热除湿解毒，内外合治，使湿热得清，热毒得散，则疹消痛散。

四黄膏药味精简，但清热解毒消肿之力较强，适用于"红、肿、热、痛"明显的阳证皮损。临床具体应用时，应注意观察局部皮损表现与变化，掌握使用时机，以免过于寒凉，造成炎症局限，肿毒难消、难溃、难敛，甚则虚陷。

五、 美白玉容膏

【组成】僵蚕9 g、白附子9 g、白芷9 g、白茯苓9 g、三七9 g、透骨草5 g、石膏15 g、滑石15 g。

【功效】消斑润肤。

【临床应用】用于治疗黄褐斑等色素沉着性皮肤病中医辨证属于气滞血瘀证者。

【调剂方法】将30 g医用凡士林和1 g蜂蜡放入药杯中，于70 ℃恒温水中热浴备用；将颗粒配方研磨成极细粉（应通过200目筛），分次加入药杯中同时用玻璃棒顺时针搅拌至药物和凡士林、蜂蜡混合均匀，制成膏剂，然后移出药杯，常温保存。

【用法用量】先用碘伏消毒患处，根据皮损面积大小选取相应指尖单位膏体后，均匀涂抹至皮损处。

【方解】白芷味辛、性温，《本草崇原》认为其"土主肌肉，金主皮肤，白芷得阳明金土之气，故长肌肤。面乃阳明之分部，阳气长，则其颜光，其色鲜，故润泽颜色。白芷色白，作粉如脂，故可作面脂"，为君药。僵蚕味咸、辛，性平，"灭黑皯及诸疮瘢痕，面色令好"；白附子味甘、辛，性温，《本草经疏》认为其"辛温善散，故能主面上百病而行药势也。……一切冷风气、面皯瘢疵"；白茯苓味甘、淡，性平，《本草品汇精要》中提及"白茯苓为末，合蜜和，敷面上疗面疮及产妇黑疱如雀卵"，以上三药共为臣药。"四白"合用，以白治黑，祛斑增白、润泽皮肤。三七活血化瘀，透骨草祛风活血为佐药。石膏、滑石入阳明经为使，清热泻火消斑，又可收敛紧肤。诸药配伍，共奏润肌、消斑、祛风之效。

【现代研究】白芷主要含香豆素类成分（如欧前胡素），可通过抑制A375细胞中 TYR 的活性和阻断黑色素合成信号的传导，治疗或预防黄褐斑；白附子对 B_{16} 黑素瘤细胞酪氨酸酶活性具有较强抑制作用。僵蚕主要含有多糖、蛋白质、不饱和脂肪酸等成分，以及铁、锌、铜等微量元素，具有抗氧化、抑菌等作用。茯苓多糖具有增强免疫力、护肝、降血糖、延缓衰老的作用。三七可促进造血干细胞的增殖，可提高体液免疫功能，还具有抗炎、抗衰老、抗疲劳的作用。透骨草具有抗炎镇痛、抗过敏等作用。石膏中含有硫酸盐及多种微量元素，具有抗炎、调节免疫等作用。滑石常研成粉外用于皮肤，滑石粉含有多种矿物成分，具有保护皮肤、美容的作用。

【注意事项】过敏体质或对其中中药成分过敏者禁止使用。高温潮湿环境，防止膏体霉变。

【应用举例1】

李某，女，34岁。2019年8月初诊。

主诉：颜面起斑5年余。

现病史：患者5年前因工作紧张劳累，面部出现褐色斑，未予重视及治疗。后斑片逐渐加深、扩大，遂来就诊。

刻下症：面部出现黑褐色斑片，无痛痒，面色暗，口干喜饮，失眠多梦，时感腰膝酸软，经前乳房胀痛，月经后期且量少、有瘀块，小便调，大便干燥，每日 1 行。既往乳腺增生病史 4 年，平素常感焦虑，易心烦。

查体：前额、两颧部淡黑褐色斑，对称分布，边界不整，界限清晰。舌红，苔少有裂纹，脉沉细。

西医诊断：黄褐斑。

中医诊断：黧黑斑（肝肾阴虚、气血瘀滞证）。

治法：滋补肝肾，养血活血。

处方：

内治方药：六味地黄丸合二至丸加减。

熟地黄 15 g	当 归 15 g	川 芎 15 g	赤 芍 30 g
桃 仁 10 g	红 花 10 g	泽 兰 15 g	益母草 15 g
山 药 20 g	黄 精 10 g	女贞子 15 g	墨旱莲 15 g
月季花 10 g	玫瑰花 10 g	合欢花 15 g	香 附 10 g
郁 金 10 g	枳 壳 10 g	决明子 15 g	

28 剂，温水冲服，日 1 剂，分 2 次服。

外用膏剂：美白玉容膏。

常规洁面后，取适量药膏外敷皮损处，每次约 20 分钟后洗净，每日 1 次。

二诊：患者因个人原因 2 个月余未就诊，自述在家坚持服用上方，复诊见面部色斑大部分消退，皮肤有光泽，双颧部残留数块绿豆大小浅黑色斑。伴月经后期 3~5 日，经量有所增加但仍偏少，睡眠转安，情绪可，二便调。舌红，苔少有裂纹，脉沉细。前方去香附、郁金、枳壳，加丹参 30 g、红景天 15 g、阿胶 10 g，继服 14 剂，嘱患者若服用后见效，可照方再服用 14 剂，外用药物同前。2 个月后患者陪同他人来我科就诊，告知其病基本治愈。

按语 该患者平素工作劳累紧张，夜不能寐，日久至肝肾不足，故腰膝酸软；肾水不足，不能上济心火，故失眠多梦、心烦焦躁；水不涵木，阴虚肝旺，故行经乳胀；肾阴亏虚，精血不足，故月经后期且量少；口干、喜饮、便干、舌红、苔少有裂纹、脉沉细等，均为一派阴虚内热之象。故取六味地黄丸合二至丸滋肝肾、养阴血之意。黄精平补肝、脾、肾三脏之阴；当归、川芎、赤芍、桃仁、红花、熟地黄养血活血、化瘀消斑；再配以理气解郁、活血通经之品，协同作用使气机条畅、冲任调和。全方以滋补肾之阴为主，兼以养血活血、化瘀消斑。二诊月经基本如期而至，唯血量偏少，故减理气药物而加入益气补血之品以加强养血之力。

外用药物美白玉容膏是在经典美容方剂玉容散的基础上加减而成，专用于黄褐斑等色素沉着性皮肤病。美白玉容膏直接作用于患处，以白治黑、祛斑增白、润泽皮肤、活血化瘀，具有养颜祛斑的功效，临床常与中药内服、针刺、放血、艾灸等方法并用，可明显提高治疗效果。

【应用举例2】

宋某，女，27岁。2019年10月初诊。

主诉：面部起皮疹2年，遗留色斑1年余。

现病史：患者2年前无明显诱因面部开始出现红色丘疹，时轻时重，皮疹消退后遗留红褐色斑点，斑点亦可自行消退，未重视及治疗。近期患者皮疹反复发作，遗留斑点较密集，自觉影响颜面美观，遂来就诊。

刻下症：患者面部出现散在皮疹，原有皮疹消退后留有红褐色、深褐色斑片，局部无明显感觉，面色暗，肤质较干，自觉胸胁胀痛，情绪易急躁，纳眠可，月经色暗红有血块，痛经，二便调。

查体：面色晦暗，额部及两颊可见粉刺、红色丘疹，大量点片状红褐色、深褐色色素沉着。舌暗红，苔黄腻，脉弦细。

西医诊断：痤疮后色素沉着。

中医诊断：面尘（气滞血瘀证）。

治法：行气活血，祛瘀消斑。

处方：

内治方药：大黄䗪虫丸合活血五花汤加减。

大　黄 10 g	柴　胡 10 g	黄　芩 6 g	熟地黄 20 g
水　蛭 6 g	桃　仁 10 g	杏　仁 10 g	白　芍 15 g
白　术 10 g	茯　苓 20 g	陈　皮 10 g	半　夏 9 g
生薏苡仁 15 g	枳　壳 10 g	月季花 10 g	玫瑰花 10 g
凌霄花 10 g	丹　参 30 g	升　麻 10 g	生甘草 10 g

中药颗粒 14 剂，温水冲服，日 1 剂，分 2 次服。

外用膏剂：美白玉容膏。

常规洁面后，取适量药膏外敷皮损处，约 20 分钟后洗净，每日 1 次。

二诊： 2 周后复诊，皮肤较前有光泽，部分皮疹消退，原有红色丘疹颜色转暗，色素沉着斑片颜色较前变浅，范围未见缩小。患者述近期情绪尚可，胁肋胀痛减轻，矢气增多，大便偏稀，每日 1～2 次，舌暗红，苔黄，脉弦细。前方去大黄、水蛭，加当归 15 g、鸡血藤 30 g。继服 14 剂，外用药物同前。后期经约 2 个月的调理，患者逐渐痊愈。

🔖**按语** 痤疮属于炎症性疾病的一种，痤疮后色素沉着归属于炎症后色素沉着的范畴，它的形成基于痤疮发生发展过程中遗留的过度堆积的黑色素。中医认为本病以气血失和为根本，气血运行不畅，局部气滞血瘀，无瘀不成斑，痤疮后色素沉着基于"瘀"而化生。本例患者在痤疮炎症消退后有明显的色素沉着表现，色素沉着虽可以逐渐消退，但自然完全消退耗时太久。如果任由其发展，不断经受外界环境的各种刺激，日积月累，积少成多，必定演变为历久难退的色素沉着。通过中医药调理可以及时干预，达到良好的预防及治疗目的。

患者面色暗，肤质干，有胸胁胀痛，情绪易急躁，月经色暗、有血块等伴随症状，结合舌暗红，苔黄腻，脉弦细等表现，考虑为气滞血瘀兼有湿邪内生之证。故予大黄䗪虫丸活血破瘀，合自拟方活血五花汤疏肝解郁、活血消斑，并加入健脾祛湿之品，以健运化功能、调畅气机。二诊患者皮损明显好转，然脾胃运化有所不及，故去药性较为峻烈的大黄、水蛭以促进脾胃功能恢复，扶助正气，再加入养血活血之品，巩固疗效以防病情反复。

张丰川教授治疗面尘、黧黑斑时，常在内服药基础上，配合中药外用治疗。本例患者外治以美白玉容膏，方中僵蚕、白附子、白芷、白茯苓（"四白"美白润肤），三七、透骨草祛风活血化瘀，石膏、滑石清热泻火、消斑、收敛紧肤，内外合治，可契合性地针对痤疮后色素沉着"瘀"的病机，操作简单，疗效明显。除美白玉容膏等中药面膜外，还可联合使用足浴的干预方式。张丰川教授认为，结合《内经》"阳化气，阴成形"思想，可通过补阳消阴的方法把斑这一"有形"之物化为"无形"。在此理论基础上，自拟活血外洗方，方用炙麻黄 10 g、附子 10 g、细辛 6 g、桂枝 10 g、当归 15 g、丹参 15 g、白芍 15 g，以温补阳气，促进全身气血流通，加强整体代谢祛斑能力。

六、 二白膏

【组成】白及 10 g、白鲜皮 10 g、三七 10 g。

【功效】润燥生肌，养血活血，祛风止痒。

【临床应用】用于治疗皮肤角化湿疹、慢性湿疹等导致肥厚皲裂中医辨证属于血虚风燥证者。

【调剂方法】将 30 g 医用凡士林和 1 g 蜂蜡放入药杯中，于 70℃恒温水中热浴备用；将颗粒配方研磨成极细粉（应通过 200 目筛），分次加入药物和凡士林、蜂蜡混合均匀，制成膏剂，然后移出药杯，常温保存。

【用法用量】使用药膏前先将双手清洗干净并擦干，根据皮损面积大小选取相应指尖单位膏体后，均匀涂抹至皮损处，每日 2~3 次，或遵医嘱。

【方解】白及善治溃疡皲裂，有生肌消肿之功，《唐本草》记载其"手足皲拆，嚼以涂之"，《药性论》记载其"治面上皯疱，令人肌滑"。

白鲜皮祛风胜湿止痒，《药性论》记载其"治一切热毒风，恶风，风疮，疥癣赤烂，眉发脱脆，皮肌急"。三七活血化瘀生肌，《本草纲目》记载其"止血，散血，定痛。金刃箭伤，跌扑杖疮，血出不止者，嚼烂涂，或为末掺之，其血即止。……痈肿，虎咬，蛇伤诸病"。

【现代研究】白及多糖是白及主要的功能性成分，在结构上可作为安全性较高的医药原料及性能卓越的药用辅料，在功效上可通过提高血小板第Ⅲ因子活性而止血，对金黄色葡萄球菌等有抗菌效果，还可以通过提高细胞外角质胶原水平、提高伤口巨噬细胞数量以促进伤口愈合，具有抵御氧化、帮助皮肤生成皮肤保护膜的作用。白鲜皮主要活性成分包括白鲜碱、黄柏酮等，可抗白色念珠菌，同时具备抗炎、抗瘙痒、抗过敏的作用，并且可以促进血液凝固，起到止血的效果，有助于溃疡的恢复，对细胞免疫和体液免疫也有一定抑制作用。三七的主要功效成分为三七总皂苷，可抑制血小板凝集，有强心、降压、保肝、抗炎、降低血中胆固醇、免疫调节和抗病毒作用，还具有抗皮肤光老化、改善皮肤组织结构、增强皮肤免疫防御、抗炎等作用，同时三七素通过影响凝血系统的凝血因子和血小板聚集达到止血效果，结合油酸使用更可以增强药物透皮吸收能力。

【注意事项】在用药前请先于手腕处进行试验，确认无过敏现象后再行用药；药液一般置于阴凉处保存，高温高湿季节，注意防止药液霉变。

【应用举例1】

石某，女，45岁。2019年6月初诊。

主诉：左手起皮疹伴瘙痒疼痛半年余。

现病史：患者于半年前无明显诱因，左手手背及掌心鱼际出现皮疹，伴瘙痒、皲裂、疼痛、脱屑，未予重视，自行使用护手霜，皮疹未见缓解，秋冬加重。

刻下症：畏寒，四末凉，秋冬尤甚，少气乏力，腰膝酸软，性急躁，月经推迟，纳眠可，小便正常，大便干结，排出无力，3~4日1行。

查体：左手掌掌指关节处、左手心及大小鱼际处有小片淡红色斑，可见皲裂与少量鳞屑，皮肤粗糙干燥。舌淡嫩，边有齿痕，苔薄白、微腻，脉细滑。

西医诊断：角化性湿疹。

中医诊断：湿疮（脾肾阳虚、血虚风燥证）。

治法：健脾温阳，养血祛风。

处方：

内治方药：加味过敏煎加减。

柴　胡 10 g	乌　梅 10 g	白　术 10 g	赤　芍 15 g
当　归 15 g	苦　参 10 g	白鲜皮 10 g	防　风 15 g
荆　芥 10 g	徐长卿 15 g	丝瓜络 10 g	川　芎 15 g
冬瓜皮 15 g	合欢皮 15 g	鸡血藤 15 g	半　夏 9 g
桂　枝 10 g	白　芍 15 g	陈　皮 10 g	青　蒿 15 g
茯　苓 20 g	黄　芪 10 g	附　子 10 g	干　姜 10 g
地　龙 15 g	威灵仙 15 g	香　附 10 g	决明子 15 g
炙甘草 10 g			

14 剂，温水冲服，日 1 剂，分 2 次服。

外用膏剂：二白膏。

取适量药膏均匀外涂在皮损处，配合按摩，以皮损处无黏腻为度，至少保留 30 分钟后再擦除，不再加涂其他药物。

二诊：服药 14 剂后，患者述皮疹瘙痒减轻，仍畏寒，腰酸、乏力减轻，偶有胃胀，大便干结好转，转为 2 日 1 行。上方加枳壳 10 g、鸡内金 15 g、焦神曲 10 g，继服 7 剂。外用药物同前。

三诊：服药 7 剂后，患者述皮疹缩小，瘙痒疼痛减轻，月经正常，乏力腰酸等症状好转，二便调。为巩固疗效，前方去附子、干姜、鸡内金、焦神曲，加全蝎 6 g、虎杖 10 g，继服 7 剂。外用药物同前。7 剂服用完后，外用二白膏序贯治疗，未再复诊。1 个月后随访，患者述皮疹控制满意。

按语 该患者禀赋不耐，又病程日久，外邪侵袭肌肤，气血凝滞不通，耗伤阴血，形成血虚风燥之证，见皮损粗糙皲裂。且病已月余，病邪损伤脾肾阳气，故见少气乏力、腰膝酸软、经迟、排便无力等症。治疗应标本同治，以健脾益气、补肾温阳、养血祛风为法。方以自拟经验方加味过敏煎为基础方，加黄芪补气健脾，加附子、干姜、炙甘草补火助阳、散寒除湿，地龙、威灵仙祛风除湿通经络，香附理气活血、疏肝解郁，决明子润肠通便。外用药物选择善治溃疡皲裂、有养血生肌之功的白及，配伍三七以活血化瘀生肌，白鲜皮祛风除湿止痒，以凡士林、蜂蜡作为基质混合均匀，制成膏剂，相配合更具有滋润肌肤、保护屏障的功效，使用时可配合按摩封包，促进角质层松解软化，使药物能充分渗透至皮肤深层，增强药效。

【应用举例2】

冯某，女，31岁。2019年6月初诊。

主诉： 双手起皮疹伴瘙痒反复发作1年余，加重2周。

现病史： 患者于1年前无明显诱因，双手手背及右手食指桡侧出现皮疹，伴剧烈瘙痒、脱屑、皲裂，未进行任何治疗。

刻下症： 乏力疲劳，急躁易怒，压力大，胃纳不香，易腹胀腹泻，失眠，小便正常，大便溏，每日3~4次，月经正常。

查体： 双手手背及右手食指桡侧缘皮肤粗糙肥厚，可见皲裂与少量鳞屑，自觉剧烈瘙痒，无明显痛感。舌胖大，边尖红，苔薄黄、微腻，舌下络脉迂曲，脉弦滑。

西医诊断： 角化性湿疹。

中医诊断： 湿疮（肝郁脾虚、血虚风燥证）。

治法： 疏肝健脾，养血祛风。

处方：

内治方药：加味过敏煎加减。

| 柴　胡 10 g | 乌　梅 10 g | 白　术 10 g | 赤　芍 15 g |
| 当　归 15 g | 白鲜皮 10 g | 防　风 15 g | 荆　芥 10 g |

徐长卿 15 g	丝瓜络 10 g	川 芎 15 g	冬瓜皮 15 g
合欢皮 15 g	鸡血藤 15 g	半 夏 9 g	桂 枝 10 g
白 芍 15 g	陈 皮 10 g	青 蒿 15 g	茯 苓 20 g
黄 芪 20 g	地 龙 15 g	全 蝎 6 g	三 七 10 g
香 附 10 g	葛 根 20 g		

14 剂，温水冲服，日 1 剂，分 2 次服。

外用膏剂：二白膏。

取适量药膏均匀外涂在皮损处，配合按摩，以皮损处无黏腻为度，至少保留 30 分钟后再擦除，不再加涂其他药物。

二诊：患者述皮疹变薄，瘙痒减轻，急躁焦虑情绪改善，仍失眠，偶有腹胀，二便调。舌淡、边尖红，苔薄黄、微腻，脉弦滑，舌下络脉颜色变浅。上方加桃仁 10 g、红花 10 g，继服 7 剂。外用药物同前。

三诊：患者述皮疹部分消退，皲裂愈合，瘙痒减轻，已不影响正常生活，情绪恢复正常，纳眠可，二便调。舌淡红，苔薄白微腻，脉弦滑，舌下络脉颜色变浅。为巩固疗效，前方去桃仁、红花，加威灵仙 15 g、刺五加 15 g、五味子 15 g，继服 7 剂。外用药物同前。7 剂服用完后，外用二白膏序贯治疗，未再复诊。1 个月后随访，患者述皮损已全部愈合，皮肤恢复正常润泽程度。

✐按语 该患者外受风湿之邪，加之平素性情急躁焦虑，肝郁气滞，气血瘀滞不行。木旺克土，脾虚则易腹胀腹泻。风盛则瘙痒剧烈，且易化燥伤阴，内外合邪，则成肝郁脾虚，血虚风燥之证。处方仍以加味过敏煎为主辨证加减，以疏肝健脾，防风、白鲜皮、丝瓜络等祛风止痒，合欢皮、鸡血藤、川芎、赤芍等活血养血，地龙、全蝎等祛邪通络，配伍三七、香附、葛根等理气活血，全方有祛瘀而生新之妙。余诊根据辨证加减处方。外用药物选择二白膏，配合内治，共奏养血祛风、润肤止痒之效。内外合治效果更佳。外用膏剂亦可单独使用，起到减轻皮损瘙痒，修复皮肤的作用。二白膏治疗皲裂角化性疾病疗效甚佳，可配合口服中药汤剂治疗，可与功效成分单纯的保湿剂如维生素 E 乳等同用以增强疗效，也可联合使用局部物理治疗，如氦氖激光、神灯照射等。

第六节　霜　剂

一、丹皮霜

【组成】牡丹皮 20 g、黄芩 20 g。

【功效】清热凉血，活血化瘀。

【临床应用】用于治疗皮炎、湿疹等中医辨证属于血热证者。

【调剂方法】常温下将中药颗粒分次加入 25 g 颗粒复配霜（芙沐）中并搅拌均匀。若因基质研制工艺及研发水平不同，出现常温下不易研匀的情况，则先将基质水浴加热至 70 ℃，使基质液化，再加入颗粒并搅匀至冷却为止。

【用法用量】使用药膏前先将双手清洗干净并擦干，根据皮损面积大小选取相应指尖单位膏体后，均匀涂抹至皮损处，或可超过皮损外缘约 1 cm 处，涂抹厚度以隐约可看见皮损为度。每日 2～3 次，或遵医嘱。

【方解】牡丹皮苦寒，清热凉血，并善于散瘀消痈；黄芩清热燥湿，泻火解毒。

【现代研究】牡丹皮的主要成分为丹皮酚、丹皮酚苷、丹皮酚原苷、芍药苷等，丹皮酚及牡丹皮水煎剂对多种细菌，例如葡萄球菌、枯草杆菌、大肠埃希菌、伤寒杆菌及真菌等均有抑制作用，并对水肿有抑制作用，可降低血管通透性。黄芩的主要成分为黄芩苷元、黄芩苷等，对革兰氏阳性菌及革兰氏阴性菌均有不同程度的抑制作用，黄芩苷、黄芩苷元对急、慢性炎症均具有抑制作用，可抗变态反应，并能降低毛细血管通透性，减少过敏递质的释放，具有显著的抗过敏作用。

【注意事项】本法的要点是先将中药颗粒加入等量基质中研匀，再分次加入剩余的基质，每次均应充分研匀。若需加热则应注意在水浴上加热，中药颗粒宜缓缓加入，同时不断搅拌。对其中药物过敏者勿用。置于阴凉处或冷藏保存。

【应用举例1】

李某，男，56 岁。2019 年 8 月初诊。

主诉：双颊鼻周起皮疹 3 个月余。

现病史：患者 3 个月前无明显诱因鼻部、双颊部出现皮疹，于外院诊断为"玫瑰痤疮"，曾外用激素治疗，皮疹时好时坏。

刻下症：鼻部、双颊部出现皮疹，遇热红斑颜色加重，颜面部皮脂分泌旺盛，T 区严重，伴轻微瘙痒，倦怠懒言，纳可，偶有失眠，无心烦焦虑，小便正常，大便溏薄。

查体：鼻部、双颊部皮肤红斑，血管扩张，在此基础上伴有粟粒大的丘疹，部分有脓头，鼻翼两侧毛孔粗大，皮肤油腻。舌淡胖，苔白腻，舌下络脉迂曲，脉弦滑。

西医诊断：玫瑰痤疮。

中医诊断：酒渣鼻（风热犯表、血热内盛证）。

治法：疏散风热，清热凉血。

处方：

内治方药：消痤汤加减。

枇杷叶 10 g	生侧柏叶 10 g	桑白皮 15 g	地骨皮 15 g
金银花 15 g	玫瑰花 10 g	白茅根 15 g	牡丹皮 15 g
白 术 10 g	茯 苓 20 g	陈 皮 10 g	白花蛇舌草 30 g
生薏苡仁 15 g	半 夏 9 g	枳 壳 10 g	干 姜 10 g
黄 芩 15 g	砂 仁 10 g	黄 芪 10 g	青 蒿 10 g
炙甘草 10 g			

7 剂，温水冲服，日 1 剂，分 2 次服。

外用霜剂：丹皮霜。

取适量药膏均匀涂抹至超过皮损外缘约 1 cm 处，涂抹厚度以隐约可看见皮损为度。每日 2 次。

二诊： 患者述丘疹、脓疱较前减少，颜色较前变淡，未有新发皮疹，皮肤油腻较前缓解，纳眠可，仍伴有倦怠懒言，便溏，舌淡胖，苔白腻，脉弦滑。原方加连翘 15 g、拳参 15 g，继服 7 剂，外用药物同前。

三诊： 患者述脂溢减轻，原有丘疹、脓疱基本消退，血管扩张改善，颜色较前变淡，纳眠可，二便调，舌淡，苔微腻，脉滑。原方去干姜，加赤芍 10 g、月季花 10 g，继服 7 剂，外用药物同前。未再复诊，1 个月后随访，患者述皮疹控制满意。

按语 该患者肺经风热，外发肌肤而致病，脾虚湿热熏蒸，故见丘疹，伴有脓头，面部油脂分泌旺盛；湿热阻滞气机，气血运行不畅，经络瘀滞，故见面部皮肤潮红，血管扩张，舌下络脉迂曲等；便溏，舌淡胖，苔腻，脉弦滑为脾虚有湿之象。消痤汤为枇杷清肺饮、二陈汤、黄连解毒汤化裁而来，适用于面部痤疮、毛囊炎、口周皮炎等，依据辨证加入健脾温阳之黄芪、干姜、砂仁，合入活血解毒之连翘、玫瑰花、拳参，且花类药上行头面。全方具有疏散风热、清热凉血的效用。外治选用丹皮霜，此方含牡丹皮、黄芩二味药。牡丹皮清热活血，黄芩善于清上焦热，有减轻红斑、抗炎抑菌的作用。治疗玫瑰痤疮亦可使用此二味药局部冷湿敷，以达到缩血管、抑菌止痒、抑制炎症反应的功效。

【应用举例 2】

冯某，女，33 岁。2019 年 5 月初诊。

主诉： 面部潮红、瘙痒、脱屑 1 个月。

现病史： 患者 1 个月前使用含激素类化妆品导致面部潮红肿胀，灼热瘙痒，伴少量鳞屑，未予重视，皮疹反复发作。

刻下症： 双侧颊部潮红、灼热，自觉瘙痒，伴心烦急躁，口干欲饮，失眠，小便黄赤，大便干燥。

查体：双侧面颊鲜红色斑片，血管扩张，覆有少量鳞屑，皮温略高，轻度肿胀，未见丘疹水疱。舌边尖红，苔黄，脉滑数。

西医诊断：激素依赖性皮炎。

中医诊断：药毒（血热风燥证）。

治法：清热凉血，解毒止痒。

处方：

内治方药：消痤汤加减。

枇杷叶 10 g	生侧柏叶 10 g	黄 芩 10 g	牡丹皮 15 g
拳 参 15 g	金银花 15 g	白 术 10 g	茯 苓 20 g
猪 苓 15 g	陈 皮 10 g	半 夏 9 g	香 附 10 g
苦 参 10 g	白鲜皮 10 g	冬瓜皮 10 g	青 蒿 15 g
生薏苡仁 15 g	玫瑰花 10 g	月季花 10 g	白茅根 15 g
决明子 10 g	炙甘草 10 g	白花蛇舌草 30 g	

7 剂，温水冲服，日 1 剂，分 2 次服。

外治方药：

马齿苋 30 g	生地榆 30 g	金银花 20 g	野菊花 20 g

7 剂，水调，日 1 剂，分 2 次冷湿敷。

外用霜剂：丹皮霜。

每日冷湿敷后清水洗净，等待约 20 分钟，再于皮损处均匀涂抹丹皮霜，涂抹厚度以隐约可看见皮损为度，每日 2 次。

二诊：患者述原有红斑明显消退，未见肿胀，灼热瘙痒减轻，心烦失眠症状缓解，二便调，舌边尖红，苔黄，脉滑数。上方去决明子、青蒿，加柴胡 10 g、乌梅 10 g、防风 10 g，继服 7 剂，外用药物同前。

三诊：患者述红斑基本消退，留下部分色素沉着，未见鳞屑，偶有灼热瘙痒，偶有胃胀，原方加焦神曲 10 g，继服 7 剂以巩固疗效。去外用冷湿敷方，仅涂抹丹皮霜。未再复诊，1 个月后随访，患者述皮疹控制满意。

✐按语 该患者因激素使用不当导致面部急性炎症，见红斑肿胀灼热瘙痒，为血分热毒，生风化燥之证，治疗以消痤汤配伍凉血解毒、清热止痒之品，佐以健脾利湿之白术、茯苓、陈皮、猪苓等，清热解毒之时不忘固护中焦。李元文教授治疗面部皮炎善用玫瑰花、白茅根，以清热凉血，上行头面，治上、中二焦热证。二者相伍，凉血止血不留瘀，行血和血不温燥，对于面部红斑肿胀、灼热等症有很好的疗效。二诊红斑消退，大便恢复正常，故去决明子、青蒿，加入柴胡、乌梅、防风祛风解表透邪。外治方面，同样以清热凉血、解毒止痒为法。在皮疹急性期可配合冷湿敷达到降温消肿、止痒抗炎之效果，马齿苋、野菊花清热解毒，生地榆、金银花清热凉血，湿敷后配合丹皮霜使用，在治疗疾病的同时具有修复屏障、润泽保湿之功。丹皮霜可制成霜剂使用，亦可临证时以中药颗粒调配成药液使用，疾病急性期或病程日短见皮损灼热、潮红明显，冷湿敷于皮损处。黄芩和牡丹皮清热凉血，其抗炎抑菌及抑制变态反应的作用强，控制皮损进展效果颇佳。

二、 银花甘草霜

【**组成**】金银花 15 g、生甘草 3 g。

【**功效**】清热解毒。

【**临床应用**】用于治疗热疖、疔疮、热毒疮疡初起等中医辨证属于热毒蕴结证者。

【**调剂方法**】常温下将中药颗粒分次加入 30 g 颗粒复配霜（芙汭）中并搅拌均匀。若因基质研制工艺及研发水平不同，出现常温下不易研匀的情况，则先将基质水浴加热至 70 ℃，使基质液化，再加入颗粒并搅匀至冷却为止。

【**用法用量**】使用药膏前先将双手清洗干净并擦干，根据皮损面积大小选取相应指尖单位膏体后，均匀涂抹至皮损处，每日 2～3 次，或遵医嘱。

【**方解**】金银花甘、寒，清热解毒、消散痈肿；生甘草性凉，长于解毒。

【现代研究】金银花所含绿原酸类化合物对金黄色葡萄球菌、溶血性链球菌等致病菌以及流行性感冒病毒有一定抑制作用。甘草有类似肾上腺皮质激素样作用。

【注意事项】本法的要点是先将颗粒加入等量基质中研匀，再分次加入剩余的基质，每次均应充分研匀。若需加热则应注意在水浴上加热，颗粒宜缓缓加入，同时不断搅拌。对其中药物过敏者勿用。药物置于阴凉处或冷藏保存。

【应用举例1】

王某，男，23岁。2019年9月初诊。

主诉：唇部右侧出现皮疹伴灼热疼痛1周。

现病史：1周前发热后唇部右侧出现皮疹，伴灼热、疼痛，未予重视。

刻下症：唇部右侧出现皮疹，灼热疼痛，伴有口干咽燥，无发热，纳眠可，无心烦焦虑等情志改变，小便黄赤，大便干结，2日1行。

查体：唇部右侧出现小片红斑，红斑基础上可见数枚绿豆大水疱，少量渗出，自觉刺痒灼热。舌红，苔薄黄，脉滑数。

西医诊断：单纯疱疹。

中医诊断：热疮（肺胃风热证）。

治法：疏风清热解毒。

处方：

内治方药：银翘散加减。

金银花15g	连　翘10g	淡竹叶10g	荆芥穗15g
牛蒡子10g	锦灯笼10g	薄　荷10g	芦　根20g
青　蒿15g	板蓝根15g	半枝莲15g	生甘草10g

7剂，温水冲服，日1剂，分2次服。

外用霜剂：银花甘草霜。

于皮损处均匀涂抹，涂抹厚度以隐约可看见皮损为度，每日2次。

二诊： 服药 7 剂后，患者述原有红斑、水疱明显消退，未见肿胀，刺痒灼热减轻，口燥咽干症状缓解，二便调，舌边尖红，苔薄黄，脉滑。停用内服方剂，外用药物同前，嘱继续外用至皮疹完全消退后停用，未再复诊。

按语 该患者新发热疮，皮损色红，灼热痒痛，辨证为肺胃风热，治疗当疏风清热，解毒消疮。《诸病源候论·热疮候》记载："诸阳气在表，阳气盛则表热……风热相搏，留于皮肤则生疮。"故方选银翘散加减，金银花、连翘为君，清热解毒、消散疖肿；荆芥穗、薄荷疏风清热；牛蒡子、锦灯笼解表清热利咽。再加入青蒿解表透热，板蓝根、生甘草透疹解毒，半枝莲清热利水消肿。在外用药物方面，由于皮损在唇部，故选择对疮面具有润泽保护作用的银花甘草霜。金银花清热解毒作用强，外用可治疗疮痈肿毒、咽喉肿痛，生甘草具有清热解毒之功效，外用治疗咽喉肿痛，痈疽疮疡等。由于该患者病程较短，二诊时皮疹基本消退，故未再予口服汤剂，单独使用银花甘草霜外治，《理瀹骈文》曰"外治之理，即内治之理，外治之药，即内治之药，所异者，法耳"。外治亦是根据辨证组方选药，单纯使用疗效亦佳。

【应用举例 2】

李某，男，56 岁。2019 年 8 月初诊。

主诉： 左下肢出现皮疹伴刺痛 2 周。

现病史： 患者无明显诱因于 2 周前左下肢大腿伸侧出现皮疹，初期皮疹黄豆大，未予重视，而后皮疹逐渐扩大，约 3 cm×2 cm，红肿疼痛加重。

刻下症： 自觉发热，咽干、口燥，心烦，纳眠可，小便短赤，大便干结。

查体： 左侧下肢大腿伸侧出现约 3 cm×2 cm 大小肿块，红肿灼热，自觉疼痛明显。舌红绛，苔黄燥，脉洪数。

西医诊断： 疖肿。

中医诊断： 疖（热毒蕴结证）。

治法：清热泻火，解毒消肿。

处方：

内治方药：五味消毒饮合黄连解毒汤加减。

金银花15 g　　紫花地丁15 g　　连　翘15 g　　黄　芩10 g

蒲公英30 g　　白　芷10 g　　皂角刺10 g　　野菊花10 g

天花粉10 g　　黄　柏10 g　　赤　芍10 g　　香　附10 g

生甘草6 g　　白花蛇舌草30 g

7剂，温水冲服，日1剂，分2次服。

外治方药：

金银花30 g　　黄　柏30 g　　马齿苋30 g　　生地榆30 g

野菊花20 g

7剂，水调，日1剂，分2次冷湿敷。

外用霜剂：银花甘草霜。

每日冷湿敷后清水洗净，等待约20分钟，再于皮损处均匀涂抹银花甘草霜，涂抹厚度以隐约可看见皮损为度，每日2次。

二诊：患者述局部肿胀消退，仍有灼热疼痛，心烦，口干渴，小便短赤，大便干结，舌红，苔黄，脉滑数。原方加青蒿20 g、厚朴10 g、生薏苡仁10 g，继服7剂。外用药物同前。

三诊：患者述肿势已消，偶有疼痛，已不影响正常生活行走，仍诉咽干口燥，二便调。原方去黄柏、蒲公英，加牡丹皮10 g、砂仁10 g，继服7剂以巩固疗效。去外用冷湿敷方，仅涂抹银花甘草霜，嘱皮疹全部消退后可停用。未再复诊。

✐按语 疖肿是生于皮肤表面的急性化脓性疾病，中医认为火热之毒为患，毒邪结聚，导致局部经络阻塞，气血瘀滞，继而皮肤出现红、肿、热、痛等。该患者为疖肿急性期，伴见口干、口渴、心烦、急躁、小便黄、大便干等，辨证属热毒蕴结证，治疗应清热解毒、消肿止痛。方选五味消毒饮合黄连解毒汤加减。方中金银花、紫花地丁、连翘、蒲公英、白花蛇舌草等清热解毒、消肿止痛，黄芩、野菊花清上焦火热之毒，皂角刺、白芷托毒外出，黄柏清热燥湿解毒，天花粉清热通便、解毒消痈，配伍香附、赤芍理气活血。二诊肿势渐消，局部仍有红肿热痛，患者述心烦口渴等，加青蒿透热外出，厚朴、生薏苡仁健脾除湿。三诊皮疹消退，加牡丹皮活血化瘀，助红斑早日消退；砂仁化湿开胃、理气健脾，除中焦湿阻，祛脾胃虚寒。在外用药物方面，急性期运用清热凉血、解毒消肿之马齿苋、生地榆、黄柏、野菊花外用冷湿敷达到降温消肿、止痒抗炎之效果。此阶段可搭配氦氖激光、神灯照射等，以促进药物透皮吸收、刺激免疫、增强药效。银花甘草霜方出自《外科十法》，该书记载："初觉肿痛，即宜用药消散之……银花甘草汤，治肿毒初起时，皆可立消。"冷湿敷后涂抹银花甘草霜，药物在皮温作用下软化，局部形成保护屏障，具有阻断细菌、消除炎症、改善疮面微循环、消退肿势的作用。

三、 紫草霜

【组成】紫草20 g、白芷10 g。

【功效】凉血活血，解毒消肿。

【临床应用】用于治疗银屑病、丹毒、玫瑰痤疮、干燥脱屑性皮肤病等中医辨证属于热毒蕴结证者。

【调剂方法】将中药颗粒常温下分次加入20 g颗粒复配霜（芙沨）中并搅拌均匀。若因基质研制工艺及研发水平不同，出现常温下不易研匀的情况，则先将基质水浴加热至70 ℃，使基质液化，再加入颗粒并搅匀至冷却为止。

【用法用量】以无菌医用棉签蘸取少许霜剂，外搽于患处，每日3～5次。

【方解】紫草味苦、性寒，具有凉血活血、清热解毒的功效，被称为"凉血之圣药"，《本草纲目》云："紫草，其功长于凉血活血，利大小肠。故痘疹欲出未出，血热毒盛，大便闭涩者用之，已出而紫黑便闭者亦可用。"白芷具有散风除湿、消肿排脓的功效。

【现代研究】紫草具有抗炎、抗菌、止血、促进创面愈合、抑制表皮细胞增殖的功效。白芷具有抗菌消炎、解热镇痛、抗病原微生物、抗肿瘤、抑制脂肪合成等作用。

【注意事项】本法的要点是先将颗粒加入等量基质中研匀，再分次加入剩余的基质，每次均应充分研匀。若需加热则应注意在水浴上加热，颗粒宜缓缓加入，同时不断搅拌。药物过敏者勿用。置于阴凉处或冷藏保存。

【应用举例1】

李某，男，25岁。2020年3月初诊。

主诉：全身起皮疹伴瘙痒1个月余。

现病史：患者1个月前无明显诱因全身出现皮疹，自觉瘙痒，伴有发热，于当地医院就诊，诊断为"寻常型银屑病"，经过口服中药及外用膏剂治疗（具体药物不详），皮疹加重，现为求进一步治疗来我院就诊。

刻下症：全身皮疹，剧烈瘙痒，无发热，咽痛，口干，口苦，乏力，纳眠可，小便调，大便溏。

查体：头面、耳郭、四肢、躯干及手足背泛发绿豆至掌心大小的红色浸润性丘疹、斑块，腹部、背部及臀部融合成大片，上覆蛎壳状鳞屑，刮除鳞屑可见薄膜现象及点状出血，未见束状发及顶针样指甲。舌边尖红，苔黄腻，脉滑数。

西医诊断：银屑病。

中医诊断：白疕（血热毒蕴证）。

治法：清热凉血，解毒化斑。

处方：

内治方药：凉血解毒汤加减。

水牛角 15 g	生槐花 10 g	土茯苓 15 g	赤　芍 15 g
牡丹皮 15 g	板蓝根 15 g	牛蒡子 10 g	白花蛇舌草 30 g

拳　参 15 g	威灵仙 10 g	苍　术 10 g	白　术 10 g
生薏苡仁 15 g	天　冬 10 g	麦　冬 10 g	金银花 15 g
锦灯笼 10 g	白鲜皮 10 g	地肤子 10 g	

7 剂，温水冲服，日 1 剂，分 2 次服。

外治方药：

| 苦　参 30 g | 威灵仙 30 g | 皂角刺 30 g | 牡丹皮 30 g |
| 板蓝根 30 g | | | |

7 剂，水调，日 1 剂，分 2 次热敷。

外用霜剂：紫草霜。

每日热敷结束约 20 分钟后，于皮损处外用，每日 3～5 次。

二诊：服药 7 剂后，患者述瘙痒明显减轻，咽痛、口干、口苦均好转，皮疹面积缩小、颜色变淡，上覆蛎壳状鳞屑变薄，舌淡红，苔白腻，脉滑数。上方加黄芪 20 g、茯苓 20 g、猪苓 10 g，继服 7 剂。

三诊：服药 7 剂后，患者述瘙痒不明显，皮疹面积再次缩小、颜色明显变淡。上方去白鲜皮、地肤子、牡丹皮、赤芍，继服 4 剂以巩固疗效。

按语 该患者外感热毒之邪，邪从口鼻而入，故见咽痛、口干、口苦；热毒之邪进入血分，熏蒸肌肤，故见红色丘疹、斑块；热盛生风，故见蛎壳状鳞屑；热盛伤津，故见口干、口苦；邪热耗气，脾气虚弱不能充养四肢肌肉，故见乏力；脾气虚弱，不能运化水液，湿浊内生，故见大便溏泄。综合其舌、脉，辨证为虚实夹杂之证，但以邪盛为主。治疗以凉血解毒汤为主方，咽痛者，加金银花、锦灯笼清热解毒；瘙痒明显者，加白鲜皮、地肤子祛风止痒；乏力便溏者，加白术健脾祛湿。外治时遵循内治的原则，再次加强解毒凉血通络之力。

霜剂选用紫草霜，加强凉血除湿的功效。在口服中药的基础上，外敷中药，待皮肤干燥后，于皮损部位均匀薄涂紫草霜，使其充分吸收，促进皮损的恢复。

紫草霜外用后可以结合物理治疗，如氦氖激光照射、耳穴压丸、拔罐、走罐等，以增强疗效。

【应用举例2】

周某，女，37岁。2019年8月初诊。

主诉： 鼻部及双脸颊部起皮疹3个月余。

现病史： 患者3个月前无明显诱因鼻部及双脸颊部出现皮疹，遇热加重，自行停用化妆品后未见好转，现为求进一步治疗来我院就诊。

刻下症： 鼻部及双脸颊部出现皮疹，皮疹处有烧灼感，口干口渴，口中有异味，经行腹痛，纳可，眠欠安，大便秘结，小便调。

查体： 鼻部及双脸颊部出现红斑、丘疹，未见脓疱和鼻赘，皮脂溢出较多。毛囊虫（＋）。舌红，苔黄腻，脉数。

西医诊断： 玫瑰痤疮。

中医诊断： 酒渣鼻（肺胃蕴热证）。

治法： 清解肺胃，凉血化斑。

处方：

内治方药：消痤汤加减。

枇杷叶 10 g	生侧柏叶 10 g	桑白皮 10 g	地骨皮 10 g
黄　芩 10 g	黄　连 6 g	生山楂 20 g	白花蛇舌草 30 g
皂角刺 10 g	香　附 10 g	益母草 10 g	枳　壳 10 g
决明子 10 g	玫瑰花 10 g	牡丹皮 10 g	赤　芍 20 g

7剂，温水冲服，日1剂，分2次服。

外用霜剂：紫草霜。

于皮损处外用，日3～5次。

二诊： 服药7剂后，患者述症状较前减轻，红斑颜色明显变淡，丘疹较前有所减少，口中无异味，口干口渴减轻，睡眠有所好转。舌红，苔黄腻，脉数。上方去玫瑰花，加决明子10 g。

三诊： 服药14剂后，患者皮损较前明显好转，苔较前变薄，自述腹胀。上方去牡丹皮、赤芍，加枳壳10 g、山药15 g。

按语 患者为中年女性，平素嗜食辛辣，致脾胃积热，火性炎上，上蒸头面，故鼻部及双脸颊起皮疹，皮疹处有烧灼感；胃火旺盛，故口中有异味；热盛灼津，故口干口渴、大便秘结；热扰心神，故眠差；热入血分，煎熬血液，血行壅滞，故经行腹痛。消痤汤为主方，以清解肺胃、凉血化斑，加入牡丹皮、赤芍加强凉血活血之力；香附、益母草、枳壳、玫瑰花理气活血；决明子清热润肠。外用配合紫草霜凉血活血，解毒消肿。内外合治，促进疾病的康复。紫草霜外用时需关注有无皮肤过敏反应，面部的皮肤比较娇嫩，一旦发现过敏现象应立即停止使用。

四、 丹参霜

【组成】丹参20 g、金银花20 g、白芷10 g。

【功效】通顺经络，活血止痒。

【临床应用】用于治疗痤疮、玫瑰痤疮、结节性红斑、化脓性皮肤病、过敏性皮肤瘙痒等中医辨证属于毒邪阻络证者。

【调剂方法】常温下将中药颗粒分次加入40 g颗粒复配霜（芙沵）中并搅拌均匀。若因基质研制工艺及研发水平不同，出现常温下不易研匀的情况，则先将基质水浴加热至70 ℃，使基质液化，再加入颗粒并搅匀至冷却为止。

【用法用量】用时以无菌医用棉签蘸取霜剂，外搽于患处，每日3～5次。

【方解】丹参活血祛瘀、凉血消肿，《雷公炮制药性解》云："丹参色赤属火，味苦而寒，故入手少阴经，以疗诸般血证。"金银花即忍冬花，《名医别录》《神农本草经集注》皆云："忍冬，味甘，温，无毒。主寒热身肿。久服轻身，长年益寿。"其性甘、寒，气芳香，既能宣散风热，又善清解血毒，可用于各种热性病。白芷功善散风除湿、消肿排脓。

【现代研究】丹参外用具有清除疮面坏死组织及异物的作用，减轻炎症、水肿，还可促进成纤维细胞和上皮细胞生长，加快疮面愈合。金银花具有抗炎、抑菌和增强机体免疫功能等作用。白芷具有抗菌消炎、解热镇痛、抗病原微生物、抗肿瘤、抑制脂肪合成等作用。

【注意事项】本法的要点是先将颗粒加入等量基质中研匀，再分次加入剩余的基质，每次均应充分研匀。若需加热则应注意在水浴上加热，颗粒宜缓缓加入，同时不断搅拌。药物过敏者勿用。置于阴凉处或冷藏保存。

【应用举例1】

刘某，女，21岁。2020年4月初诊。

主诉：双腿伸侧起鲜红色皮下结节2日。

现病史：患者4日前出现咽痛、乏力，2日前双腿伸侧起鲜红色皮下结节，自觉疼痛，现为求进一步治疗来我院就诊。

刻下症：双腿伸侧起鲜红色皮下结节，自觉疼痛，关节酸痛，咽喉疼痛，口干口苦，情绪急躁，纳少，眠欠安，小便黄，大便黏。

查体：双腿伸侧可触及散在直径1~4 cm的皮下结节，颜色鲜红，略高出皮面，对称分布，压痛明显。舌红，苔白腻，脉滑数。

西医诊断：结节性红斑。

中医诊断：瓜藤缠（湿热血瘀证）。

治法：清热利湿，祛瘀通络。

处方：

内治方药：萆薢渗湿汤合四物汤加减。

萆 薢 15 g	薏苡仁 30 g	茯 苓 30 g	滑 石 30 g
牡丹皮 12 g	泽 泻 12 g	通 草 12 g	黄 柏 12 g
熟地黄 10 g	芍 药 10 g	当 归 10 g	川 芎 10 g
牛 膝 15 g	海 藻 30 g	昆 布 30 g	泽 兰 10 g
威灵仙 10 g			

7剂，温水冲服，日1剂，分2次服。

外用霜剂：丹参霜。

于皮损处外用，每日3~5次。

二诊： 服药7剂后，患者述双腿伸侧鲜红色皮下结节减退，疼痛减轻，关节酸痛、睡眠、大便情况好转，咽喉疼痛、口干口苦、情绪急躁、小便黄仍存在。舌红，苔白腻，脉滑数。上方加虎杖10 g、白头翁10 g、白花蛇舌草30 g、栀子10 g。

三诊： 服药14剂后，患者症状均有所减轻，苔较前变薄，仍存在少量结节。上方去虎杖、黄柏、白花蛇舌草，加水蛭10 g、地龙10 g、夏枯草10 g。1个月后随访，患者已愈。

按语 患者素体脾虚，运化无力，故纳少；运化失司，水湿内生，故大便黏；湿邪蕴久化热，湿热下注，故见双腿伸侧起鲜红色皮下结节、小便黄；湿邪阻滞气机，故见皮损疼痛、关节酸痛；火性炎上，上攻咽喉，故见咽喉疼痛；热扰心神，故见情绪急躁、睡眠欠安。治以萆薢渗湿汤合四物汤加减，以萆薢渗湿汤清热利湿，以四物汤祛瘀通络。加入逐瘀通经之牛膝，软坚散结之海藻、昆布，祛湿通络之威灵仙，活血利水之泽兰。

外用霜剂选择丹参霜，以祛邪通络。患病期间应避免剧烈的体力活动，抬高患肢，以减轻疼痛。配合口服中药，使气血运行畅通，促进病情恢复。疾病初期可配合氦氖激光照射治疗及中药冷湿敷，以快速缓解炎症，减轻皮损症状。针对顽固性结节可使用中医火针及刺络放血疗法，改善局部血液循环，使得瘀去新生。

【应用举例2】

李某，女，28岁。2020年5月初诊。

主诉： 面颈部反复起皮疹10年。

现病史： 患者10年前无明显诱因面颈部出现红色皮疹，先后就诊于多家医院，诊断为"痤疮"，曾间断口服西药治疗（具体药物不详），仍反复发作，现为求进一步治疗来我院就诊。

刻下症： 头晕乏力，口苦，口干口渴，腹胀，纳呆，眠可，小便黄，大便溏。

查体： 面颈部可见散在的黑头粉刺、暗红色孤立丘疹，以前额、面颊为主，其周可见较多萎缩性瘢痕，未见破溃及渗出。舌淡胖，苔黄腻，脉细。

西医诊断： 痤疮。

中医诊断： 粉刺（脾虚湿热证）。

治法： 健脾益气，清热燥湿。

处方：

内治方药：参苓白术散加减。

党　参 10 g	茯　苓 10 g	炒白术 10 g	山　药 10 g
炒白扁豆 30 g	陈　皮 10 g	炒莲子肉 10 g	砂　仁 6 g
炒薏苡仁 15 g	桔　梗 10 g	黄　芪 20 g	皂角刺 10 g
连　翘 10 g	黄　连 10 g	野菊花 10 g	石　膏 30 g

7 剂，温水冲服，日 1 剂，分 2 次服。

外用霜剂：丹参霜。

于皮损处外用，每日 3～5 次。

二诊： 服药 7 剂后，患者述红色丘疹颜色变淡，其他症状亦有所好转，腹胀仍明显，舌淡胖，苔白腻，脉细。上方加皂角刺 10 g、枳壳 10 g、木香 10 g，加强行气散结之力。

按语 该患者素体脾胃虚弱，运化无力，故见腹胀；不能充养四肢肌肉，故见乏力；脾虚运化失司，水湿停聚，故见大便溏；水湿郁久化热，故见红色丘疹、口苦；湿热下注，故见小便黄。综合舌、脉，辨证为脾虚湿热证，参苓白术散为主方，加入补气健脾之黄芪，清热解毒之连翘、黄连、野菊花，清胃热之石膏。

患者久病入络，丹参霜祛邪通络，对于病程日久的痤疮有较好疗效，可加强活血之力，使面部气血正常流通，促进皮损的愈合。

久病的痤疮病情比较顽固，丹参霜外用后可以结合穴位放血（如耳尖、大椎等）解热通络。痤疮久不缓解与精神神经因素、内分泌失调等有关，平时应注意情志调摄、起居规律、饮食控制，避免痤疮的复发和加重。

五、 参芪霜

【组成】人参 10 g、黄芪 20 g。

【功效】补虚脱毒，益气生肌。

【临床应用】用于治疗糖尿病足、光化性皮炎、脂溢性角化病、皮肤早衰等中医辨证属于气虚证者。

【调剂方法】常温下将中药颗粒分次加入 30 g 颗粒复配霜（芙沵）中并搅拌均匀。若因基质研制工艺及研发水平不同，出现常温下不易研匀的情况，则先将基质水浴加热至 70 ℃，使基质液化，再加入颗粒并搅匀至冷却为止。

【用法用量】用时以无菌医用棉签蘸取药霜，外搽于患处，每日 3 ~ 5 次。

【方解】人参大补元气、生津养血，《神农本草经》记载："味甘，微寒。主补五脏，安精神，定魂魄，止惊悸，除邪气，明目，开心益智。"黄芪托毒排脓、敛疮生肌、益气通络，《雷公炮制药性解》云："味甘，性微温，无毒，入肺、脾二经，内托已溃疮疡，生肌收口。"

【现代研究】人参皂苷 Rb1 在抗氧化、清除氧自由基、抗衰老等方面有较强活性，具有对抗氧自由基损害以及促进软骨细胞Ⅱ型胶原合成等多种功能，可有效预防皮肤萎缩，增强皮肤活性，修复紫外线损伤。黄芪中的总黄酮是一种良好的抗氧化剂，可清除多种氧自由基，从而发挥防止紫外线损伤的作用，黄芪还具有抑制肉芽组织中成纤维细胞增殖的功能，可防止瘢痕形成。

【注意事项】本法的要点是先将颗粒加入等量基质中研匀，再分次加入剩余的基质，每次均应充分研匀。若需加热则应注意在水浴上加热，颗粒宜缓缓加入，同时不断搅拌。对其中药物过敏者勿用。置于阴凉处或冷藏保存。

【应用举例1】

邓某，女，62岁。2019年7月初诊。

主诉：躯干、四肢起淡红色风团10余年，加重1个月。

现病史：患者10年前劳累后躯干、四肢起淡红色风团，瘙痒剧烈，长期口服抗组胺药治疗，严重时曾间断使用激素，近10年间反复发作。1个月前外出游玩后出现周身皮疹，自服开瑞坦、西替利嗪等药物后未见明显改善，现为求进一步治疗来我院就诊。

刻下症：躯干、四肢遍发淡红色风团，皮肤划痕试验阳性（＋＋），恶寒，头晕乏力，面色萎黄，气短，纳可，眠差，小便调，大便秘结。有哮喘病史。

查体：舌淡胖，苔薄白，脉细弱。

西医诊断：荨麻疹。

中医诊断：瘾疹（气血两虚证）。

治法：益气养血，祛风止痒。

处方：

内治方药：当归饮子加减。

当　归15g	川　芎10g	白　芍10g	生地黄10g
防　风10g	荆　芥10g	白蒺藜10g	何首乌10g
黄　芪30g	党　参10g	白　术10g	甘　草10g
徐长卿30g			

14剂，温水冲服，日1剂，分2次服。

外用霜剂：参芪霜。

于皮损处外用，每日3~5次。

二诊：服药14剂后，患者述皮疹瘙痒稍减轻，头晕乏力、面色萎黄好转，睡眠仍差。上方加入酸枣仁10g、白鲜皮10g、地肤子10g。

三诊：服药14剂后，患者述皮疹瘙痒明显减轻，睡眠有所缓解。继服

14 剂后，症状逐渐消退。

按语 患者患病日久，耗伤气血，气血两虚，不能上荣于面，故见面色萎黄；气虚太过，故见气短；气血失于荣养，故见大便秘结；气血不足不能养神，故见眠差。辨证为气血两虚证。治以益气养血、祛风止痒，方用当归饮子加补气之黄芪、党参、白术，调和诸药之甘草，以及祛风止痒之徐长卿。

参芪霜有补益气血之功效，本案将参芪霜外用于风团好发处，一则使得药物透皮吸收，局部气血得以荣养。二则患者常年为疾病所困扰，长期的搔抓和炎症使皮肤屏障受损，皮肤功能缺失，因此规律地使用润肤剂在本病慢性化的治疗中具有重要价值。需要注意的是，荨麻疹是一种与过敏相关的疾病，外用参芪霜时也要注意是否有过敏反应出现，若发现过敏现象应立即停止使用。

【应用举例2】

饶某，男，57 岁。2019 年 6 月初诊。

主诉：躯干及四肢屈侧出现皮疹 2 年。

现病史：患者有过敏性鼻炎病史。2 年前食用海鲜后躯干及四肢屈侧泛发皮疹，后逐渐变得粗糙伴瘙痒，长期使用"皮炎平""艾洛松"等软膏治疗，病情时轻时重，现为求进一步治疗来我院就诊。

刻下症：躯干及四肢屈侧起皮疹，瘙痒剧烈，伴神疲懒言，口干口渴，纳可，眠差，小便调，大便溏。

查体：躯干及四肢屈侧皮肤呈苔藓样变，干燥粗糙，局部可见抓痕及血痂。白色划痕征（＋）。舌淡，苔白腻，脉濡细。

西医诊断：特应性皮炎。

中医诊断：四弯风（血虚风燥证）。

治法：健脾利湿，润燥止痒。

处方：

内治方药：健脾除湿汤加减。

生薏苡仁20g　　生白扁豆10g　　山　药10g　　芡　实10g

枳　壳10g　　　白　术10g　　　茯　苓20g　　麦　冬10g

天　冬10g　　　防　风10g　　　白鲜皮15g　　地肤子10g

赤　芍10g　　　桃　仁10g　　　红　花10g　　生龙骨30g

生牡蛎30g

14剂，温水冲服，日1剂，分2次服。

外用霜剂：维生素E乳联合参芪霜。

皮损处外用，每日3～5次。

二诊：服药14剂后，患者述皮疹瘙痒明显减轻，神疲懒言、口干口渴、大便溏薄等症状均有所减轻。继服14剂，皮疹基本消退。随访1个月，患者病情未复发。

按语　特应性皮炎患者素体禀赋不耐，患者久病耗伤气血，不能荣养肌肤，故见躯干及四肢皮肤苔藓样变，皮肤干燥；血虚风燥，故见剧烈瘙痒；气虚，故见神疲懒言；气虚不能生津，故见口干口渴；湿性黏滞，故病情迁延不愈。方用健脾除湿汤加减，以健脾利湿，润燥止痒。原方去清热除湿之萆薢、黄柏、大豆黄卷。皮肤干燥者，加入润燥止痒之麦冬、天冬；剧烈瘙痒者，加入祛风止痒之防风、白鲜皮、地肤子；久病入络者，加入活血通络之赤芍、桃仁、红花；瘙痒剧烈影响睡眠者，加入生龙骨、生牡蛎以重镇安神。

特应性皮炎在治疗之外要尤其注意日常调护，生活中避免接触过敏原和外来刺激，避免过度的清洁和搔抓。本案患者，平素少气懒言，活动较少，鼓励其适当运动以促进自身气血循环。外用参芪霜有补益气血的作用，为皮损处皮肤提供了一定的营养支持，构建了基础的皮脂膜屏障，为皮肤修复提供了良好环境。

六、 红景天霜

【组成】红景天30g、当归10g、桂枝10g。

【功效】活血养血，解毒消肿，美白祛斑。

【临床应用】用于治疗黄褐斑、老年斑、雀斑等色素沉着性皮肤病中医辨证属于血瘀证者。

【调剂方法】常温下将中药颗粒分次加入 40 g 颗粒复配霜（芙沨）中并搅拌均匀。若因基质研制工艺及研发水平不同，出现常温下不易研匀的情况，则先将基质水浴加热 70 ℃，使基质液化，再加入颗粒并搅匀至冷却为止。

【用法用量】使用药膏前先将双手清洗干净并擦干，取适量药膏均匀外涂在皮损处，以保证患处无黏腻感为宜，配合轻柔按摩 2 分钟，保留 30 分钟后再擦除，不再加涂其他药物。每日 2 次，或遵医嘱。

【方解】《神农本草经》记载红景天"味苦，平。主大热，火疮，身热烦，邪恶气"，外用以活血止血，解毒消肿；桂枝温通经脉；当归活血补血，养肤生肌，《本草发挥》记载其"治皮肤涩痒"，《本草从新》记载其"润肠胃，泽皮肤，去瘀生新，温中养营"。

【现代研究】红景天的主要功效成分为红景天苷，具有相对较高的酪氨酸酶抑制活性，可以达到较好的美白祛斑效果。桂枝所含桂皮油能扩张血管，改善血液循环，促进血液流向体表。当归含挥发油、维生素 A、维生素 B_{12}、维生素 E、叶酸、阿魏酸、丁二酸等，其所含的阿魏酸能改善外周循环，抗氧化及清除氧自由基，具有一定延缓衰老的作用，此外还有抑制酪氨酸酶、抗炎、抗过敏等作用；当归挥发油对金黄色葡萄球菌、大肠埃希菌有较好的抑制作用。

【注意事项】本法的要点是先将颗粒加入等量基质中研匀，再分次加入剩余的基质，每次均应充分研匀。若需加热则应水浴恒温加热，颗粒宜缓缓加入，同时不断搅拌。药物过敏者勿用。置于阴凉干燥处或冷藏保存。

【应用举例1】

李某，女，45 岁。2019 年 12 月初诊。

主诉：面部出现色素沉着4年。

现病史：患者4年前面部出现色素沉着，未经系统治疗，现为求进一步治疗来我院就诊。

刻下症：情绪抑郁，经前乳房胀痛，月经不调，经色暗有色块，纳差，便溏。

查体：面部散在黄豆至硬币大小的黄褐色斑片。舌暗，有瘀斑，舌下络脉曲张，苔薄白，脉弦涩。

西医诊断：黄褐斑。

中医诊断：黧黑斑（肝气郁结、血行瘀滞证）。

治法：疏肝解郁，活血通络。

处方：

内治方药：柴胡疏肝散合活血五花汤加减。

柴　胡 15 g	青　皮 10 g	川　芎 10 g	芍　药 10 g
香　附 10 g	当　归 20 g	月季花 10 g	玫瑰花 10 g
凌霄花 10 g	益母草 10 g	桃　仁 10 g	红　花 10 g
白　术 15 g	茯　苓 20 g		

7剂，温水冲服，日1剂，分2次服。

外用霜剂：红景天霜。

于皮损处外用，每日2次。

二诊：服药7剂后，患者色素沉着面积减小，颜色变淡，但出现咽干、咽痛、口苦等症状。原方加栀子15 g、连翘15 g、野菊花10 g。继服7剂，病情逐渐好转。

／按语　患者情绪抑郁，肝气郁滞，肝经经过乳房，不通则痛，故见经前乳房胀痛；气滞导致血瘀，故见月经不调，经色暗有色块；肝失疏泄，克伐脾土，故见纳差、便溏。治以疏肝解郁、活血通络，方用柴胡疏肝散合活血五花汤加减。柴胡疏肝散疏肝行气。活血五花汤去葛根花、旋覆花，以月季花、玫瑰花疏肝活血，凌霄花活血化瘀。花类药轻清上浮，可使药力上达头面。全方再加入活血化瘀之当归、益母草、桃仁、红花，健脾益气之白术、茯苓。

红景天霜活血祛斑。在皮疹局部涂抹红景天霜后，用双手轻柔地按摩，可促进皮肤血液循环，使有效成分在局部充分吸收，起到很好的美白祛斑的疗效。

红景天霜可选择配合针刺治疗、面膜治疗等，在治疗的过程中需要注意保护眼、鼻。

【应用举例2】

陈某，男，55岁。2019年8月初诊。

主诉：手足起白斑伴瘙痒3年。

现病史：患者3年前情绪波动后手足处出现白斑，伴轻度瘙痒，于当地医院行"窄谱紫外线"局部治疗，未见好转，皮疹面积逐渐扩大，现为求进一步治疗来我院就诊。

刻下症：情绪低落，目暗昏花，腰酸，纳可，眠差，二便调。

查体：手足起地图状白斑。舌淡暗，有瘀点，舌下络脉曲张，脉涩。

西医诊断：白癜风。

中医诊断：白驳风（气滞血瘀证）。

治法：行气活血。

处方：

内治方药：治白方加减。

何首乌 10 g	女贞子 10 g	墨旱莲 15 g	白蒺藜 10 g
百　合 10 g	合欢皮 30 g	首乌藤 15 g	天　麻 10 g
钩　藤 10 g	防　风 15 g	桑　椹 30 g	黑芝麻 30 g
紫　草 10 g	桃　仁 10 g	红　花 10 g	白　芍 15 g

7剂，温水冲服，日1剂，分2次服。

外用霜剂：红景天霜。

皮损处外用，每日2次。

二诊：患者述皮损面积有所减小，继服 28 剂，病情逐渐好转。

按语 患者中老年男性，素体肝肾不足，故目暗昏花、腰酸；因情绪抑郁导致气机郁结，气行血行，气滞血凝，故舌淡暗，有瘀点，舌下络脉曲张，脉涩；气血不能荣养皮肤，故出现白斑；气血不能养神，故眠差。辨证为气滞血瘀证，方以治白方为主方，药用何首乌补益精血；白蒺藜疏散风邪，行气活血，以白治白，《千金方》言单用白蒺藜捣末服之，"服至半月，白处见红点"；首乌藤"治赤白癜风"；女贞子、墨旱莲滋补肝肾；百合、合欢皮滋阴安神；天麻、钩藤、防风平肝息风；桑椹、黑芝麻、紫草以黑治白；白芍、红花、桃仁入络加强活血之力。

红景天霜活血养血，使血能充养皮肤，白斑自愈。外用时均匀涂抹患处，配合按摩手法使药物充分吸收。

涂药后晒太阳或照紫外线灯，以皮损充血为度，再配合针灸疗法、自血疗法、发疱疗法等，以获得更好的疗效。

七、 丹花勒痕损伤修复霜

【**组成**】金银花 15 g、牡丹皮 20 g。

【**功效**】清热除湿，凉血消肿。

【**临床应用**】用于治疗皮炎、湿疹等中医辨证属于血热证者。

【**调剂方法**】常温下将中药颗粒分次加入 25 g 颗粒复配霜（芙汭）中并搅拌均匀。若因基质研制工艺及研发水平不同，出现常温下不易研匀的情况，则先将基质水浴加热至 70 ℃，使基质液化，再加入颗粒并搅匀至冷却为止，室温保存。

【**用法用量**】用时以棉签蘸取霜剂，外搽于患处，配合轻柔按摩 2 分钟以促进药物吸收，每日 2～3 次，或遵医嘱。

【**方解**】牡丹皮苦寒，金银花甘寒，二者均可消散痈肿，然牡丹皮善清热凉血，散瘀消痈；金银花善清热解毒消痈。

【**现代研究**】牡丹皮水煎剂及丹皮酚对多种细菌及真菌均有抑制作用，

丹皮酚及其以外的糖苷成分均有抗炎作用，对大鼠足跖肿胀及小鼠耳壳肿胀有明显抑制作用，并且牡丹皮的70%甲醇提取物可以抗血小板凝集。金银花具有抑菌、抗病毒、抗炎、解热、调节免疫等作用，其所含绿原酸等成分对金黄色葡萄球菌、溶血性链球菌等致病菌以及流行性感冒病毒均有一定抑制作用。

【注意事项】本法的要点是先将颗粒加入等量基质中研匀，再分次加入剩余的基质，每次均应充分研匀。若需加热则应注意在水浴上加热，颗粒宜缓缓加入，同时不断搅拌。药物过敏者勿用。置于阴凉处或冷藏保存。

【应用举例】

张某，女，45岁。2020年3月初诊。

主诉：颜面部勒痕1个月。

现病史：患者诉1个月前因佩戴N95口罩，颜面部出现轻度勒痕，未予重视。近日因外出工作，长期佩戴口罩反复刺激后，颜面部勒痕加重，伴部分破溃及渗出，疼痛剧烈，不可忍受，遂来就诊。

刻下症：痛苦面容，口苦口干，咽干乏力，纳可，眠差，小便黄赤，大便黏滞不爽。

查体：双侧面颊可见数条线型凹陷性勒痕，基底潮红，边缘可见水肿性红斑，部分可见血痂，沿口罩边缘分布。舌暗红，苔白黄相兼，脉弦滑。

西医诊断：接触性皮炎。

中医诊断：膏药风（肝经湿热证）。

治法：清热除湿，凉血消肿解毒。

处方：

内治方药：龙胆泻肝汤加减。

龙胆草6g	栀 子10g	黄 芩10g	柴 胡10g
生地黄10g	车前子10g	泽 泻10g	生甘草10g
当 归15g	陈 皮10g	白 术10g	茯 苓20g
生薏苡仁15g	枳 壳10g	清半夏9g	黄 柏10g

苍　术 10 g　　香　附 10 g　　玫瑰花 10 g　　生黄芪 10 g

7 剂，温水冲服，日 1 剂，分 2 次服。

外治方药：

马齿苋 30 g　　野菊花 30 g　　生地榆 30 g　　当　归 20 g

黄　柏 30 g

7 剂，每剂用开水将中药配方颗粒溶解后冷藏待用。用时取适量，于患处以 6 层纱布或毛巾冷湿敷，每日 2 次，每次 15 分钟左右。

外用霜剂：丹花勒痕损伤修复霜。

每日冷湿敷结束约 20 分钟后，于皮损疼痛处外用，每日 2~3 次。嘱患者佩戴口罩时垫压创可贴，以减少再次损伤。

二诊：患者述水肿及疼痛程度减轻，口苦症状减轻，乏力好转，大便黏滞好转。原方去龙胆草、苍术，加半枝莲 30 g、白花蛇舌草 30 g，以增强清热解毒之功。继服 7 剂。外用药物同前。

三诊：患者述疼痛明显缓解，勒痕及水肿已消退。为巩固疗效，继服前方 7 剂。嘱患者 7 剂后停用口服中药，外用丹花勒痕损伤修复霜序贯治疗，未再复诊。1 个月后随访，患者述原皮损已愈，未见新发勒痕。

按语 该患者因为长期穿戴防护装备、或因其过紧、密闭不透气、环境或体表温度增高、汗液及分泌物长时间浸渍以及防护装备局部压迫、摩擦人体皮肤等物理因素导致皮肤出现勒痕、浸渍、皮肤破损等，起初未予重视，长期发展成严重勒痕。勒痕的主要表现为基底潮红、边缘水肿，在治疗上可以清热凉血、养阴透热为法，同时局部可以冷敷渍渍，中药乳霜，对皮肤有保护、清洁、消炎、镇痛、修复等功效，可加快皮肤恢复。

该患者外用丹花勒痕损伤修复霜进行序贯治疗，可以起到清热凉血、消肿止痛的作用，对疫情防控期间造成的勒痕损伤有很大帮助。尤其是在勒痕无法避免的情况下，一定要做到"既病防变"，及时对已有皮损部位进行防护，对局部皮损进行清理，防止感染，同时局部用药，可帮助修复和抑制损伤发展，内服补养气血的药物，防止邪气内陷、阴阳失调。丹花勒痕损伤修复霜使用时，如果有破损伴感染或有脓液及明显渗出时，可配合莫匹罗星软膏或红霉素软膏进行抗感染治疗，并于皮损外垫压创可贴或纱布，起到物理防护的作用。

第七节　香波剂

香柏波

【组成】香附 40 g、生侧柏叶 40 g、苦参 20 g、薄荷 20 g。

【功效】清热凉血，祛风止痒。

【临床应用】用于治疗头部脂溢性皮炎、脂溢性脱发、头部银屑病等中医辨证属于血热风盛证者。

【调剂方法】取上述药物颗粒，兑入 250 ml 洗发香波中充分搅拌，与洗发香波混合均匀，放置于阴凉处备用。

【用法用量】使用时，先洗湿头发，取适量香柏波洗发，局部揉搓头皮 3 分钟，停留 5 分钟，然后用清水冲净即可。

【方解】香附味辛、微苦、甘，性平，归肝、脾、三焦经，外用可以清热解毒。生侧柏叶味苦，性微寒，归肺、肝、脾经，外用可以凉血祛风、杀虫止痒、生发乌发。苦参清热燥湿、杀虫止痒，《滇南本草》记载其"凉血，解热毒，疗癞，脓窠疮毒。疗皮肤瘙痒，血风癣疮，顽皮白屑，肠风下血，便血。消风，消肿毒，痰毒"。薄荷疏风清热止痒，《医学衷中参西录》记载其"善消毒菌，逐除恶气……其味辛而凉，又善表瘾疹"，《本草纲目》言其"治瘰疬，疮疥，风瘙瘾疹"。综上，四药合用，妙为相须，共奏清热凉血、祛风止痒之功。

【现代研究】现代药理研究发现，香附含有多种挥发油、黄酮、生物碱、三萜、甾醇、蒽醌等化学成分，在抗炎镇痛、抑菌、抗过敏、减缓光老化等方面都具有明显效果。生侧柏叶中含有的挥发油对金黄色葡萄球菌、大肠埃希菌、四联球菌、产气肠杆菌都有明显的抑制作用；侧柏叶黄酮提取物对炎症有明显抑制和治疗作用，侧柏叶总黄酮成分可以促进血液循环并激活毛母细胞，使衰退的毛囊恢复，减缓头发表皮细胞蜕化的速度，防止脂溢性皮炎等皮肤病的发生。体外药敏试验研究发现，香附、生侧柏叶具有明显的抑制马拉色菌生长的作用。苦参含有的苦参碱具有抗菌作用，体内作用强度与氯霉素相当，对某些常见的皮肤真菌有不同程度的抑制作用。薄荷有止痒、微弱的局麻及抗刺激剂的作用，涂于局部有清凉止痒的作用，并可抑制痛觉神经，且有很强的杀菌作用。

【注意事项】在用药前请先于手腕处进行试验，确认无过敏现象后再行用药，对其中药物过敏者勿用；洗发时水温不宜过高；药物一般置于阴凉处保存，高温高湿季节，注意防止药液霉变；在用药频率上面，若过度清洁头皮容易刺激头皮皮脂反射性分泌增多，导致恶性循环，故使用香柏波治疗头部脂溢性皮炎、脂溢性脱发时，使用频率不宜过于频繁，应控制在每周3次左右为宜，若因夏季炎热，汗液、皮脂分泌增多时，可适量增加洗头次数。

【应用举例1】

赵某，男，27岁。2019年2月初诊。

主诉：头发油腻伴脱发3年，加重1个月。

现病史：患者3年前开始工作后，自觉头部出油明显，伴有脱发以及发质细软，前额发际及头顶部最重，未予重视，近1个月病情加重，每次洗头脱发数量较前明显增多，伴有头皮瘙痒、脱屑，现为求近一步治疗遂来我院就诊。

刻下症：头发油腻、稀疏，头皮色红，发根部位黏腻并见黄色结痂，频起白色头屑，瘙痒明显，无口干、口苦，小便调，大便黏腻不爽，平素工作原因久坐，缺乏运动，经常熬夜，作息不规律，眠差，喜食肥甘厚味，形体偏胖。头顶部及前额发际部头发脱落，可见大量油腻型鳞屑，头皮潮红部位可见散在油脂污垢黄色结痂，发质细软，部分干枯，手触容易脱落。

查体：舌淡，苔黄腻，脉滑数。

西医诊断：脂溢性脱发。

中医诊断：蛀发癣（湿热阻滞证）。

治法：疏风清热，利湿固脱。

处方：

内治方药：枇杷清肺饮合二陈汤加减。

枇杷叶 10 g	桑白皮 15 g	生侧柏叶 10 g	白　术 10 g
茯　苓 20 g	陈　皮 10 g	生薏苡仁 30 g	生山楂 10 g
黄　芩 15 g	苦　参 10 g	苍　术 15 g	连　翘 10 g
黄　连 6 g	清半夏 9 g	金银花 15 g	白花蛇舌草 30 g
枳　壳 10 g	荷　叶 10 g	女贞子 10 g	墨旱莲 10 g
生甘草 10 g	远　志 10 g	合欢皮 15 g	

7 剂，温水冲服，日 1 剂，分 2 次服。

外治方药：香柏波加减。

香　附 40 g	生侧柏叶 40 g	苦　参 20 g	薄　荷 30 g

1 剂，兑入 250 ml 洗发液中，混匀后使用，每周按要求清洗 3～4 次。

二诊：服药 7 剂后，患者述出油及头部瘙痒情况减轻，脱发量减少，近期多梦，纳可，便溏，腰酸易疲劳，舌边尖红，苔白微腻，脉弦滑。上方去苦参、黄连、荷叶、枳壳，加月季花 15 g、生黄芪 15 g、山药 10 g、女贞子 10 g，继服 14 剂，外用药物同前。

三诊：服药 14 剂后，患者述脱发现象得到控制，瘙痒、脱屑、出油明显减轻，偶有便溏，前方加炒白扁豆 10 g，继服 28 剂，外用药物同前。随访 1 个月，患者病情基本控制，疗效满意。

按语 本案患者患脂溢性脱发。脾胃为后天之本，运化水谷精微以养全身，该患者平素饮食不节，嗜食肥甘油腻，导致脾胃运化失常而生湿，加之平素缺乏运动，进一步导致体内湿邪聚而化热，使得湿热交织上蒸于头部，故见发根部位黏腻，油脂分泌增多。风为阳邪，易袭阳位，外风与湿热相合，肺主皮毛，故因风热之邪犯肺而见进一步加重头皮瘙痒和脱屑。治方当以疏风清热为主，佐以利湿固脱。方中白术、茯苓、陈皮、生薏苡仁、苍术健脾祛湿；枇杷叶、生侧柏叶、黄芩、黄连、桑白皮、连翘、金银花散风热，清肺火；佐以苦参、荷叶、清半夏增强燥湿之功效；女贞子、墨旱莲、远志、合欢皮养心补肾，调整阴阳，安神调眠；生山楂消肉食，化浊降脂；枳壳引药上行。全方补泻兼顾，共奏疏风清热、利湿固脱之效。同时配合香柏波加减外用，通过药物透皮吸收原理，增强局部清热利湿、疏风止痒的作用，使用时提醒患者认真搓洗，使香波剂均匀接触头皮，可以改善头皮环境和毛囊情况。本案补泻共施，内外合治，治疗后头部皮脂分泌减少，头皮屑减少，收效明显。

【应用举例2】

申某，女，32岁。2020年3月初诊。

主诉：头部及腰部起皮疹10年，加重1个月。

现病史：患者10年前无明显诱因腰部起皮疹，于当地医院诊断为"银屑病"，经过外用药膏治疗（具体不详）后皮疹消退，留有色素沉着，后皮损间断发作，患者未予重视。近1个月，腰部皮损反复加重，头部出现新发皮损，瘙痒明显，口干不欲饮，眠差，月经不规律，痛经，经量少，色暗有血块。

刻下症：患者腰骶部可见大片暗红色斑块，呈地图形，质硬，高出皮面，抚之碍手，上覆有灰白色鳞屑，头发呈束状，周围可见片状红斑，色鲜红伴脱屑。

查体：舌暗红，苔黄腻，舌下粗大静脉迂曲，脉弦细涩。

西医诊断：寻常型银屑病。

中医诊断：白疕（血瘀证）。

治法：活血通络，化瘀消斑。

处方：

内治方药：活血解毒汤加减。

当归尾 10 g	生地黄 10 g	牡丹皮 15 g	生槐花 10 g
川　芎 15 g	鸡血藤 15 g	桃　仁 10 g	莪　术 10 g
威灵仙 15 g	全　蝎 6 g	乌梢蛇 10 g	地　龙 10 g
水牛角 10 g	土茯苓 10 g	香　附 10 g	锦灯笼 10 g
金银花 15 g	生甘草 10 g		

14 剂，温水冲服，日 1 剂，分 2 次服。

外治方药：香柏波加减。

香　附 40 g	生侧柏叶 40 g	薄　荷 30 g	丹　参 30 g
生槐花 20 g			

1 剂，兑入 250 ml 洗发液中，混匀后使用，每周按要求清洗 3～4 次。

二诊：上方服用 14 剂后，患者述无新发皮疹，红斑色变淡，脱屑明显减少，腰部皮损明显变薄，瘙痒减轻，月经色鲜红、血块明显减少，无痛经。上方加苍术 10 g、徐长卿 10 g，继服 14 剂，继续外用香柏波，嘱患者定期复诊。

按语 患者病程迁延日久，久病入络，毒邪瘀滞，且皮疹色暗红，浸润肥厚，鳞屑较厚，兼有痛经血块，结合舌、脉，辨为血瘀证。血行不畅，停滞成瘀，瘀血内停，新血不生，局部肌表失养，故治法当以活血祛瘀为宜。药用当归尾、川芎、莪术、桃仁、鸡血藤等养血活血，理气通络；同时考虑"治风先治血，血行风自灭"，合用全蝎、地龙、乌梢蛇、威灵仙搜风通络，与养血活血药物相须为用，增强疗效；以水牛角、土茯苓、锦灯笼等药物解毒凉血。针对头部新发皮疹，于香柏波基础上加用生槐花、丹参，以增强清热凉血、活血消斑的功效。使用时可适当在皮损部位揉搓，以帮助药物更好地吸收。本案内外同调，诸药合用，共奏活血消斑之效，治疗后患者头部红斑减轻，鳞屑减少，收效明显。

第五章　方剂拓展

一、美容类方

祛斑养颜茶

【组成】柴胡 10 g、郁金 10 g、香附 10 g、当归 15 g、白芍 15 g、川芎 15 g、白术 15 g、白扁豆 10 g、益母草 10 g、玫瑰花 10 g、红花 10 g。

【功效】疏肝解郁，养血健脾。

【临床应用】用于治疗黄褐斑中医辨证属于肝郁气滞证者。

【用法用量】每日 1 剂，早、晚饭后各 1 袋，餐后半小时开水冲服。

【方解】方中柴胡、郁金、香附疏肝解郁、行气活血；当归、川芎、白芍、益母草养血活血、行气化瘀；白术、白扁豆健脾益气、化湿和中，取白色药物亦寓取象比类之意。以肝脾同调之法，达到肝气舒则气血畅，脾胃和则药效著的目的；再加入玫瑰花、红花活血散瘀，兼以引药上行，使药物直达头面。诸药合用，具有疏肝解郁、行气活血、健脾消斑的作用。

【现代研究】研究表明柴胡对黑色素细胞中酪氨酸酶活性、黑色素生成有明显的抑制作用，有较好的美白功效。当归的主要成分阿魏酸可抑制垂体分泌黄体生成素和催产素，拮抗促性腺激素释放，抑制酪氨酸酶活性，防止酪氨酸氧化形成黑色素，从而抑制黑色素形成。川芎所含的川芎嗪具有改善微循环、降低全血黏度、保护或提高超氧化物歧化酶活性、抗氧化、提高对氧自由基的清除和抗脂质过氧化反应、抑制黑色素细胞增殖、黑色素合成及酪氨酸酶活性等作用。白芍、白扁豆、白术等白色药物对酪氨酸酶具有抑制作用，白术又能直接清除氧自由基、增强抗氧化活性，具有抗氧化的作用。玫瑰花、红花中的多种成分亦具有较强的抗氧化活性，有助于肌肤免受氧自由基损害，起到美颜抗衰的作用。

【临证加减】形体偏瘦、咽痛口干者，加知母、黄柏、女贞子、墨旱莲滋阴清热；形体偏胖、腰酸、白带稀者，加肉桂、制附子、巴戟天、肉苁蓉温补肾阳；额部独见黄褐斑、属瘀结心经者，加丹参、肉桂、川连；右颊独见黄褐斑者，加桑白皮、杏仁宣通肺气；左颊独见黄褐斑者，加佛手、白蒺藜行气解郁、活血祛风；鼻部独见黄褐斑者，加苍术、枳壳健脾燥湿、理气通滞；下颌独见黄褐斑者，加补骨脂补肾壮阳；黄褐斑时深时淡、有瘙痒者，加防风、白鲜皮祛风解毒；病程较长者，加僵蚕、白芷遍通肌肤、利邪消斑。

【注意事项】过敏体质或对其中中药成分过敏者禁止使用。

二、 减脂减重方

健脾消脂汤

【组成】苍术 10 g、生薏苡仁 15 g、白术 10 g、陈皮 10 g、茯苓 20 g、半夏 9 g、枳壳 10 g、生山楂 20 g、葛根 20 g、泽泻 10 g、荷叶 15 g、枇杷叶 10 g、生侧柏叶 10 g、青蒿 15 g、白花蛇舌草 30 g。

【功效】健脾化湿，消脂清热。

【临床应用】用于治疗脂溢性皮炎、脂溢性脱发等中医辨证属于脾虚湿阻、湿热阻滞证者。

【用法用量】每日 1 剂，早、晚饭后各 1 袋，餐后半小时开水冲服。

【方解】苍术、生薏苡仁健脾化湿，辅以白术、茯苓、陈皮、半夏健脾化痰消脂，枳壳、葛根升阳化湿，生山楂、泽泻、荷叶消导利湿消脂，枇杷叶、生侧柏叶、青蒿、白花蛇舌草清热解毒。全方共奏健脾化湿、消脂清热解毒之功效。

【现代研究】苍术富含大量挥发油及苍术酮和苍术素，具有较强的抑菌、抗炎作用。生薏苡仁含有多种活性物质，主要包括脂肪酸及酯类、糖类、甾醇类、生物碱类及三萜类等成分，具有抗炎、抗菌等药理作用。陈皮含有多种维生素、挥发油等化学成分，与半夏配伍共同发挥抗炎的作用。白术的提取物白术内酯具有抗炎的作用。茯苓多糖是茯苓的主要化学成分之一，具有抗炎、抗氧化、调节机体免疫力的作用。枳壳含黄酮、生物碱等化学成分，其挥发油具有抗炎抗菌的作用。葛根含有大量葛根异黄酮，葛根所含的葛根素具有较强的抗菌作用。泽泻所含的萜类成分具有抗氧化及抗过敏作用。生山楂含有多种有机酸，具有健脾消脂的作用，且其所含的山楂黄酮具有抗炎、抗氧化及调节免疫的作用。生侧柏叶含有挥发油、黄酮和鞣质等主要成分，具有抑菌抗炎、扩张血管和去屑防脱及生发等功效，对金黄色葡萄球菌、白色葡萄球菌等具有抑制作用。枇杷叶、荷叶中的主要提取物挥发油、三萜酸类化合物，具有抑菌和抗炎的作用。环烯醚萜类和三萜类是白花蛇舌草的主要成分，具有抗炎、抗菌的作用。青蒿主要含有倍半萜、二萜、黄酮、苯丙酸、香豆素和挥发油等多种化学成分，具有抑菌杀虫、抗炎、免疫调节等作用。

【注意事项】过敏体质或对其中中药成分过敏者禁止使用。

附录　主要参编人员简介

李元文

男，主任医师，教授，博士研究生导师，享受国务院政府特殊津贴专家。北京中医药大学皮肤病研究所所长、中医皮肤科学临床学系主任、学术委员会委员，北京中医药大学东方医院皮肤性病科学科带头人，第七批全国老中医药专家学术经验继承工作指导老师，第六批北京市级中医药专家学术经验继承工作指导老师。兼任国家中医药管理局重点专科学术带头人、中国中药协会中医药适宜技术专业委员会主任委员、中华

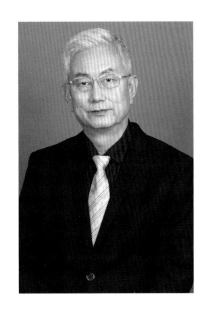

中医药学会皮肤科分会名誉副主任委员、世界中医药学会联合会皮肤科专业委员会副会长、国家卫生健康委员会人才交流服务中心高级人才评价项目专家、北京中医药学会皮肤病专业委员会名誉主任委员、北京医疗整形美容业协会专家、北京市医疗事故鉴定专家库成员、原国家食品药品监督管理局新药审评专家、英国伦敦中医注册学会委员，《北京中医药大学学报》《中国性科学》《中国中西医结合杂志》等学术期刊编委。获国家发明专利1项及北京市科学技术进步奖三等奖、中华中医药学会科学技术奖——学术著作奖三等奖等多项奖励。主持国家"十一五"科技支撑计划项目、国家自然科学基金项目及北京市科学技术委员会项目等多项科研项

目。主编《中医性学》《中医皮肤科临证必备》等专著30余部，发表论文240余篇，培养硕士研究生40余名、博研究生17名。

李元文教授师从已故中医皮肤外科名家金起凤先生，从事中医皮肤性病学的诊疗工作近40年，对慢性皮肤病的治疗有一整套自己的独特诊疗风格与方法。擅长治疗慢性难治性皮肤病性病，如慢性荨麻疹、脱发、白癜风、银屑病、痤疮等皮肤病及支原体感染、衣原体感染、生殖器疱疹等。善于应用中药配方颗粒内外结合治疗疑难性皮肤病，并总结出许多外治经验方。

蔡玲玲

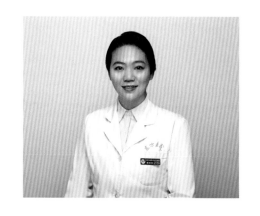

女，博士，硕士研究生导师，师从李元文教授。2012年毕业后至今就职于北京中医药大学东方医院皮肤性病科。2015年获得副主任医师职称。2017年获得硕士研究生导师资格。现任北京中医药大学皮肤病研究所副所长、北京中医药大学中医皮肤科学临床学系秘书、北京中医药大学东方医院教研室专职、中华中医药学会外治分会委员、中华中医药学会外治分会美容外治专业委员会副主任委员、中华中医药学会皮肤科分会委员、中国中药协会皮肤病药物研究专业委员会常务委员、北京中医药学会皮肤科分会秘书长。近5年主持课题3项，参与省部级课题3项，其中北京市自然科学基金项目、北京市科学技术委员会"十病十药"专项排名第2，北京市中医药管理局课题排名第3。获得国家发明专利1项（第三发明人），北京市科学技术进步奖三等奖（排名第3）。作为副主编参编的论著《中医性学》于2017年获得中华中医药学会科学技术奖——学术著作奖三等奖。2019年其参与撰写的《自拟美白玉容汤治疗肾虚血瘀型黄褐斑的相关研究》获得中国美容整形协会科学技术奖二等奖（排名第2）。近5年来共发表中英文论文91篇，其中作为第一作者或通讯作者的文章有24篇。

蔡玲玲始终积极推动中医国际交流。曾于2009年被公派至奥地利格拉茨医科大学进行交流学习，2013—2014年担任北京中医药大学国际FL班双语教师，2017—2019年被公派至西班牙巴塞罗那自治大学进行双语授课。

蔡玲玲跟随李元文教授、张丰川教授等学习，临床上擅长针药并用，善于治疗带状疱疹及后遗神经痛、湿疹、白癜风、脱发、扁平疣、黄褐斑等。此外，蔡玲玲还在北京电视台《健康北京》、新华网《健康解码》等栏目科普中医知识，深受观众喜爱。

胡博

男，博士，主治医师，师从李元文教授。2002年考入天津中医学院。2008年，考入北京中医药大学东直门医院学习中医外科学。硕士毕业后，任职于北京朝阳区基层医院，其间参加了北京朝阳区首批中医药师承工程，师承北京中医药大学张保春教授。2015年起师从李元文教授攻读博士学位。博士毕业后，留在北京中医药大学东方医院工作，加入李元文教授的团队，积极地投入到拓展中药外治工作中，积累了许多配方颗粒外治经验。

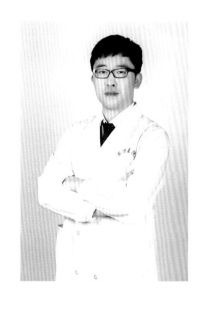

在科研方面，胡博医师主持及参与北京中医药大学校级课题4项、北京市级课题3项、国家级课题2项。主要从事中医药防治皮肤病研究，为北京中医药大学皮肤病研究所成员、中国中药学会皮肤病分会银屑病学组成员。发表学术论文20余篇，参与编写论著5部。

临床上，胡博医师重视中西医结合外治法的应用与拓展，擅长中医药治疗皮炎湿疹、银屑病、痤疮、白癜风、脱发、脂溢性皮炎、扁平疣、扁平苔藓、带状疱疹及后遗神经痛等皮肤病，以及中西医结合治疗慢性淋病、生殖器疱疹、尖锐湿疣等性病。

张丰川

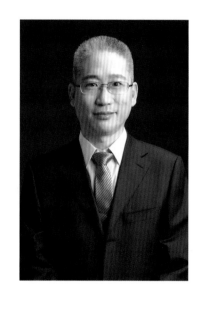

男，教授，主任医师，博士研究生导师，北京中医药大学东方医院皮肤性病科主任。1991年毕业于北京中医药大学中医系。现任北京中医药大学皮肤病研究所副所长、中国整形美容协会中医美容分会秘书长、北京中医药学会皮肤病专业委员会主任委员、中国老年保健协会毛发保健与疾病防治专业委员会副主任委员、中国民族医药学会皮肤科分会副会长、《中国皮肤性病学杂志》编委。曾作为访问学者到英国、挪威等国家进行学术交流。

张丰川教授从事皮肤病临床医疗、科研、教学工作20余年，师从首都国医名师李曰庆教授、著名中医皮肤病专家瞿幸教授等，对损容性皮肤病的治疗有深入研究，具有丰富的临床经验。

张丰川教授在学术上重视传承中医经典，在医疗上注重发挥中医药优势，汲取中医经典及学界前辈的经验并结合中医外治法来提高临床疗效。同时，他还重视医学论著的撰写，共发表论文100余篇，主编和参编著作约20部。2017年其参编的论著《中医性学》获得中华中医药学会科学技术奖——学术著作奖三等奖。张丰川教授以"医者仁心"为行为准则，通过传统媒体及新媒体向百姓科普健康知识、弘扬中医文化，为百姓服务。

在科研方面，张丰川教授主持及参与国家"十一五"科技支撑计划项目、国家自然科学基金项目、国家中医药管理局课题、北京市中医药管理局课题等多项课题研究。2013年4月获国家发明专利1项——"甘石青黛膏及其制备方法"（第二发明人）。2014年获北京中医药大学科技进步奖（技术发明类）一等奖（第二完成人）。2016年参与研制的青黛止痒软膏获批为北京市医疗机构院内制剂。2017年青石止痒软膏治疗神经性皮炎、湿疹的临床应用研究获得北京市科学技术进步奖三等奖（第二完成人）。

临床上张丰川教授善于治疗黄褐斑、痤疮、激素依赖性皮炎、白癜风等损容性疾病；湿疹、银屑病、急慢性荨麻疹、带状疱疹、神经性皮炎、皮肤癣菌类疾病、结缔组织病等疑难皮肤病；淋病、非淋菌性尿道炎、生殖器疱疹等难治性复发性性病。

马鲁锋

男，医学博士，红日药业总裁助理兼数字市场中心总经理。现任中华中医药学会中医药文化教育基地主任、中国生物工程学会计算生物学与生物信息学专业委员会副秘书长、中国抗衰老促进会慢病防控工作委员会副秘书长、中国医师协会《医师报》"中医药专栏"秘书长、中国中医药研究促进会中西医结合心血管预防与康复专业委员会委员、中国中药协会人参属药用植物研究发展专业委员会委员。

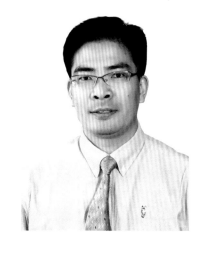

李纬

男，北京中医药大学东方医院皮肤性病科副主任医师，医疗美容主诊医师。现任中国整形美容协会中医美容分会理事。主持并参与国家级课题2项、省部级课题3项、北京中医药大学校级课题4项。以第一作者发表学术论文20余篇，其中SCI论文2篇。参编多部皮肤科相关专著。其研究成果曾获中华中医药学会科学技术奖三等奖、北京中医药大学技术发明奖一等奖及"教育部科技成果完成者证书"。

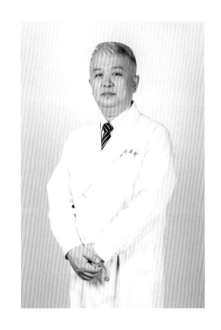

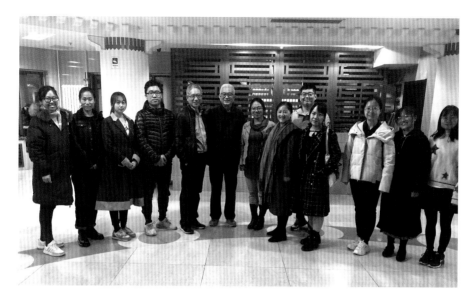

本书部分编委合影

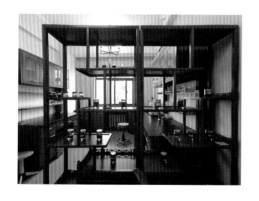

北京中医药大学东方医院

中药配方颗粒外用制剂调配室

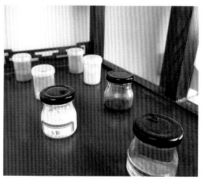

中药配方颗粒外用制剂样品